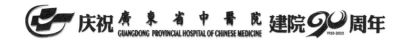

庆祝广东省中医院 GUANGDONG PROVINCIAL HOSPITAL OF CHINESE MEDICINE 建院90周年 1933-2023

慢性肾脏病自我管理丛书

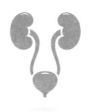

健康饮食与轻松运动

U0245724

主　编　刘旭生　吴一帆　卢富华

副主编　傅立哲　梁　晖　许　苑　马伟忠　苏国彬

编　者　(以姓氏笔画为序)

马伟忠	王永生	王荣荣	王凌澜	古月瑜	左　琪
卢富华	刘　惠	刘　曦	刘文博	刘旭生	刘壮竹
许　苑	许燕敏	劳贝妮	苏国彬	苏佩玲	杨丽虹
吴一帆	何嘉炜	张　敏	张显龙	张燕媚	陈小玲
陈惠芬	陈富升	陈德华	罗　立	夏冰清	凌颖茹
唐　芳	黄　璟	梁　晖	彭苏元	傅立哲	曾佳豪

人民卫生出版社

·北　京·

图书在版编目（CIP）数据

健康饮食与轻松运动/刘旭生，吴一帆，卢富华主编 . —北京：人民卫生出版社，2023.11
（慢性肾脏病自我管理丛书）
ISBN 978-7-117-33966-7

Ⅰ. ①健… Ⅱ. ①刘…②吴…③卢… Ⅲ. ①肾疾病–食物疗法②肾疾病–运动疗法 Ⅳ. ①R692.05

中国版本图书馆 CIP 数据核字（2022）第 220212 号

人卫智网	www.ipmph.com	医学教育、学术、考试、健康，购书智慧智能综合服务平台
人卫官网	www.pmph.com	人卫官方资讯发布平台

慢性肾脏病自我管理丛书
健康饮食与轻松运动
Manxing Shenzangbing Ziwo Guanli Congshu
Jiankang Yinshi yu Qingsong Yundong

主　　编：刘旭生　吴一帆　卢富华
出版发行：人民卫生出版社（中继线 010-59780011）
地　　址：北京市朝阳区潘家园南里 19 号
邮　　编：100021
E - mail：pmph @ pmph.com
购书热线：010-59787592　010-59787584　010-65264830
印　　刷：北京印刷集团有限责任公司
经　　销：新华书店
开　　本：850 × 1168　1/32　　印张：4
字　　数：83 千字
版　　次：2023 年 11 月第 1 版
印　　次：2024 年 1 月第 1 次印刷
标准书号：ISBN 978-7-117-33966-7
定　　价：45.00 元

打击盗版举报电话：010-59787491　E-mail：WQ @ pmph.com
质量问题联系电话：010-59787234　E-mail：zhiliang @ pmph.com
数字融合服务电话：4001118166　E-mail：zengzhi @ pmph.com

编写说明

随着社会的发展、经济水平的提高和生活节奏的加快,人口结构发生改变,老龄化社会的到来,慢性疾病患病率急剧上升,比如慢性肾脏病便是典型的慢性疾病。慢性疾病是一种生活方式病,其治疗不同于急性疾病,有其本身的特点。为了提高医疗服务效率和管理水平,节省费用支出,一些国家正在积极探索医疗卫生体制改革的方案,以便更好适应慢性疾病的治疗的需要。这场改革中,一个重要的概念便是慢病管理。

慢病管理是在医患之间密切合作的基础上建立的医疗保健体系,通过医护人员对患者的教育、沟通和引导,提高患者的自我管理能力和治疗效果,从而控制医疗保健成本,节省卫生资源。慢病管理的关键不仅在于运用药物对疾病的治疗,更在于如何通过必要的沟通、反馈来纠正患者的不良行为,形成良好的生活方式、用药习惯,提高生存质量,降低医疗费用。

虽然这种疾病管理模式源自西方国家,但事实上中医学在几千年前便已提出了"治未病"的理念,其基本观点是"未病先防,既病防变,瘥后防复",正如《素问·四气调神大论》中

4　所说:"夫病已成而后药之,乱已成而后治之,譬犹渴而穿井,斗而铸锥,不亦晚乎。"这就是强调处理疾病的关键不在于"治疗",而在于"治理、调理",慢性疾病的防治重在"养病",而非"求医治病",应当"三分治七分养"。

慢性肾脏病作为一种典型的慢性疾病,其治疗过程应当非常强调这种"养病"的观念,但实际生活中却常常被大众所忽视。为此,我们撰写了"慢性肾脏病自我管理丛书",从中医"治未病"的思想出发,结合现代医学慢性疾病管理的理念,从健康饮食、轻松运动、穴位保健、情志调理、合理用药、规范监测等角度,介绍慢性肾脏病自我管理常识和技巧,解答患者在调养慢性肾脏病过程中的常见疑惑和问题。编者希望通过本书的讲解,将每位读者培养成自我管理疾病的"高手"。

本丛书从实用角度出发,尽量做到深入浅出,既可作为医护人员健康教育的参考书,也可作为患者自我学习的工具书。

编　者

2022 年 2 月

前　言

　　正确的饮食和运动对于慢性肾脏病患者非常重要。饮食摄入不足会导致营养不良,摄入过多又会增加肾脏负担,使肾功能不断恶化。同样,只有正确的运动方法,合理的运动强度才能对慢性肾脏病康复起到有效治疗的作用。从中医角度分析,食物有寒热属性之分,不同体质的人群适合不同的食物,慢性肾脏病不同分期患者,其饮食、运动原则也有所区别。

　　本书先简单介绍饮食、运动的中西医基础知识,再针对慢性肾脏病不同分期,详细讲解实用的饮食、运动自我管理方法和技巧,提高大家对慢性肾脏病饮食管理和运动管理的认识。最后,在"运动问答"部分,我们归纳整理了临床上患者及家属最为关心的饮食和运动问题,作出详细解答,以便大家在现实生活中遇到相同问题时查阅。

　　本书尝试将中医对慢性肾脏病饮食调养和运动调养的理论、经验和方法与现代医学、现代营养学最新进展相结合,以通俗易懂的语言和简便易行的实操方案呈现给大家,如中医食疗菜谱既有对食疗功效的阐释,又有对营养成分的分析,

6　运动处方中融合中西医运动及功能锻炼的方法。我们希望这种阐述方式能够帮助读者充分理解每一条饮食策略和运动策略,深入了解每一道膳食菜谱和每一个运动处方,真正做到"知其然并知其所以然",便于在充分认识的基础上合理选用,以最快的速度成为自我管理疾病的"高手"。

编　者

2022 年 4 月

目　录

目　录

健康饮食篇

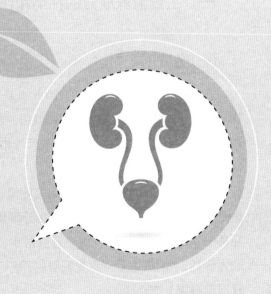

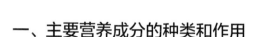

基 础 知 识

一、主要营养成分的种类和作用

（一）水分

人体约 2/3 是由水构成的,因此水是人体最重要的营养物质。几乎体内各种生命活动,如消化、吸收、细胞代谢、体温调节等都需要水的参与。水也是把营养物质传送至全身各个器官的主要运输者。

对于正常人而言,身体每天通过呼吸、皮肤、粪便、尿液等途径丢失约 2 000ml 水,葡萄糖氧化分解供给能量时,也会消耗部分水分。肾脏病患者由于肾脏对水、电解质平衡的调节能力降低,水的摄入量常常受到限制,每天的饮水量应为前一日尿量再加上 500ml。

(二) 蛋白质

蛋白质是生命的物质基础,约占人体重量的 16.3%。可以说,机体中的每一个细胞和所有重要组成部分都有蛋白质的参与,没有蛋白质就没有生命。

人体内蛋白质的种类很多,性质、功能各异,但都是由二十多种氨基酸按不同比例组合而成的。摄入的蛋白质在体内经过消化被水解成氨基酸,之后才能被吸收,吸收后在体内又重新合成人体所需的蛋白质,同时体内旧的蛋白质被分解和代谢,如此,人体内蛋白质新陈代谢时刻处于动态平衡之中。

人体内的二十多种氨基酸可分为必需氨基酸和非必需氨基酸,必需氨基酸是指人体自身不能合成,必须从食物中摄取的氨基酸,而非必需氨基酸则是人体自身可以合成的。日常饮食中,我们称那些含必需氨基酸高的食物为优质蛋白食物,对慢性肾脏病患者而言,蛋白质类食物的摄入应该以优质蛋白食物为主,比如,瘦猪肉、鸡肉、鱼肉、鸡蛋、牛奶等。

(三) 碳水化合物

碳水化合物即"糖"类物质,是人体维持生命活动所需能量的主要来源,根据其化学结构可以分为单糖、低聚糖、多糖三类。

碳水化合物是人体的生命源泉,在人体内主要作用包括构成细胞和组织,维持细胞正常功能、供给能量、参与代谢、润滑关节等。

能提供碳水化合物的主要食物包括蔗糖、谷物、水果等。

(四) 脂肪

脂肪是人体器官和细胞构成的重要成分,与前脑及神经修复密切相关,还参与各类激素的制造,保证内分泌功能正常运行。

脂肪分为两类:饱和脂肪和不饱和脂肪。饱和脂肪不是人体必需成分,多食对身体无益,主要存在于肉类和乳制品中;不饱和脂肪,如亚油酸、亚麻酸等是神经系统、心血管系统、免疫系统、皮肤等不可缺少的营养成分,主要来源为坚果、植物油和鱼类。

(五) 矿物质

矿物质扮演辅酶的角色,能使身体快速准确地执行各项生命活动。体液中酸碱度的平衡、血液及骨骼的形成、神经感应功能的维护等方面,都需要矿物质。例如,钙、镁和磷元素有助于骨骼和牙齿的健康;大脑和肌肉等组织的神经信号传导需要钙、镁、钠、钾等元素;人体的修复过程、活力的恢复以及发育都需要锌元素。作为矿物质来源的食物主要有水果、蔬菜、坚果、植物种子等。

(六) 维生素

人体对维生素的需要量虽然较碳水化合物、脂肪、蛋白质少很多,但维生素的重要性却丝毫不容忽视,与视力、皮肤弹性、消化功能维持等密切相关,并具有抗氧化、保护心血管系统等功能。常见的食物来源有新鲜的水果和蔬菜。

(七) 膳食纤维

食物在人体肠道内不被消化的植物性物质,称为纤维,它能促使肠道蠕动,减少肠腔壁与摄入的致癌物质接触时间,减少患大肠癌的危险。此外,对于防止冠状动脉粥样硬化性心脏病(简称冠心病)及胆石症等都有良好的作用。水果和蔬菜纤维有助于减缓糖分被吸收入血的速度,有助于维持良好的精力。谷物纤维能很好地预防便秘和防止食物腐败,从而避免肠道不适的发生。常见的食物来源包括谷物、水果、蔬菜等。

二、营养成分摄入量的计算方法

(一) 国际上根据肾小球滤过率(GFR)的水平将慢性肾脏病分为 5 期

CKD1 期:肾小球滤过率 $\geq 90\text{ml}/(\text{min}\cdot1.73\text{m}^2)$

CKD2 期:肾小球滤过率 $60\sim89\text{ml}/(\text{min}\cdot1.73\text{m}^2)$

CKD3 期:肾小球滤过率 $30\sim59\text{ml}/(\text{min}\cdot1.73\text{m}^2)$

CKD4 期:肾小球滤过率 $15\sim29\text{ml}/(\text{min}\cdot1.73\text{m}^2)$

CKD5 期:肾小球滤过率 $<15\text{ml}/(\text{min}\cdot1.73\text{m}^2)$

(二) 食物营养成分的简便计算方法

了解了各大营养素的种类和作用,我们还要知道,慢性肾脏病患者的营养要求具有特殊性。特别是蛋白质方面,总的

6

原则是优质低蛋白饮食,既保证营养,又不会增加肾脏负担。根据不同的肾脏病分期,蛋白质摄入量有不同要求。

根据《2020 KDOQI 临床实践指南:慢性肾脏病患者营养》和《中国慢性肾脏病营养治疗临床实践指南(2021 版)》的建议,慢性肾脏病患者蛋白质摄入量和能量摄入如下,其中均建议摄入的蛋白质中 50%~70% 来源于优质蛋白(如鸡蛋、牛奶、鸡肉、瘦猪肉、鱼肉等)。

1. CKD1-2 期非糖尿病患者应避免高蛋白饮食[>1.3g/(kg·d)]。非持续性大量蛋白尿的 CKD 1-2 期患者推荐蛋白摄入量 0.8g/(kg·d),对大量蛋白尿的 CKD 1-2 期患者,建议蛋白质摄入量 0.7g/(kg·d),同时加用酮酸治疗。建议保证足够热量摄入的同时维持健康体重的稳定。

2. CKD1-2 期糖尿病患者应避免高蛋白饮食[>1.3g/(kg·d)]。建议蛋白摄入量 0.8g/(kg·d),热量摄入为 30~35kcal/kg,对于肥胖的 CKD 1-2 期糖尿病患者建议减少热量摄入至 1 500kcal/d;老年 CKD1-2 期的糖尿病肾脏病患者可考虑减少至 30kcal/(kg·d)。

3. CKD3-5 期非糖尿病非透析患者,限制蛋白质的摄入同时补充酮酸制剂,推荐低蛋白饮食 0.6g/(kg·d),或极低蛋白饮食[0.3g/(kg·d)],联合补充酮酸制剂。热量的摄入为 30~35kcal/kg,同时建议根据患者年龄、性别、去脂体重,以及其他饮食个体化调整热量的摄入。合并蛋白质能量消耗(PEW)风险的 CKD3-5 期非糖尿病非透析患者,若经过营养咨询仍然不能保证足够能量和蛋白质摄入需求时,建议给予至少 3 个月的口服营养补充剂。

4. CKD3-5 期糖尿病且代谢稳定的非透析患者,蛋白质的摄入量为 0.6g/(kg·d),并可补充酮酸制剂 0.12g/(kg·d),建议平衡饮食蛋白结构,适当增加植物蛋白质摄入比例。热量的摄入为 30~35kcal/kg,建议全谷类、膳食纤维、新鲜水果、蔬菜等低糖食物以保证充足的热量。同时建议根据患者年龄、性别、体力活动、身体成分、目标体重等制定个体化热量的摄入量,以维持正常的营养状况。

5. 对于维持性血液透析成人患者,推荐蛋白质摄入量 1.0~1.2g/(kg·d),以维持营养状态稳定。摄入蛋白质 50% 以上为高生物价蛋白,低蛋白饮食的血液透析患者补充酮酸制剂 0.12g/(kg·d),可以改善患者营养状态。热量的摄入为 35kcal/kg,60 岁以上患者,活动量较小、营养状况良好者(人血白蛋白 >40g/L,SGA 评分 A 级)可减少至 30~35kcal/kg。同时建议根据患者年龄、性别、体力活动水平、身体成分、目标体重、合并疾病和炎症水平等制定个体化热量平衡计划。

6. 对于维持性腹膜透析患者,无残余肾功能患者蛋白质摄入量 1.0~1.2g/(kg·d),有残余肾功能患者蛋白质摄入量 0.8~1.0g/(kg·d),摄入的蛋白质 50% 以上为高生物价蛋白。建议全面评估患者营养状况后,个体化补充酮酸制剂 0.12g/(kg·d),热量的摄入为 35kcal/kg,60 岁以上患者,活动量较小、营养状况良好者(血清白蛋白 >40g/L,SGA 评分 A 级)可减少至 30~35kcal/kg。计算能量摄入时,应减去腹膜透析时透析液中所含葡萄糖被人体吸收的热量。

根据以上推荐,我们提供一个比较容易掌握的计算方法,称为"食物交换份法"。它最大的好处是可以让食谱做到多样

8 化。步骤如下：

第一步：计算标准体重。

（男性）=（身高 cm-100）× 0.9（kg）

（女性）标准体重 =（身高 cm-100）× 0.9（kg）-2.5（kg）

第二步：计算每天所需总热量。

标准体重（kg）× 每千克体重每天摄入能量标准
=每天所需总能量

第三步：计算每天所需蛋白质摄入量。

标准体重（kg）× 每千克体重每天蛋白质摄入量
=每天蛋白质摄入量

第四步：计算每日所需食物蛋白质为基础的交换份数（见表1）。将蛋白质按照 0g/份~1g/份，4g/份，7g/份进行分配。

表1　肾病食物交换份对应表（1,4,7 蛋白质交换份）

每份食物蛋白质含量	对应食物种类的重量以及热量		
每1份含0~1g蛋白质	油脂类（10g,90kcal）	瓜类蔬菜/水果类（200g,50/90kcal）	淀粉类（100g,360kcal）
每1份含4g蛋白质	坚果类（20g,90kcal）	谷/薯类（50g/200g,180kcal）	绿叶蔬菜（250g,50kcal）
每1份含7g蛋白质	肉蛋类（50g,90kcal）	豆类（35g,90kcal）	低脂奶类（230g,90kcal）

每天所需总热量（kcal）÷ 90（kcal/份）=食物交换份数

第五步：达到充足总能量，根据目标蛋白质食物所提供的能量值，不足部分以植物油和淀粉类食物补充。如增加油脂类和淀粉类。根据上述标准结合患者的饮食习惯和嗜好,以及参考食物钾、钠、磷值选择并安排餐次及交换食物,可以通过交换份实现饮食的多样化,主食品种之间、主副食之间、副食之间、蔬菜之间、水果之间均可一份换一份。比如,1份肉蛋奶类,既可以选择50g瘦肉,也可以选择230g奶类制品。

慢性肾脏病患者每日饮食设计举例

李先生,男,61岁,慢性肾脏病4期,身高172cm,体重60kg,无双下肢水肿,定期就诊,暂未出现明显并发症,职业为体力劳动者。

制定膳食指导处方的步骤:

第一步:计算标准体重。(172-100)×0.9=64.8(kg),实际体重60kg,职业为中体力劳动,低于标准体重7.4%,BMI=20.3kg/m^2,判断为正常。

第二步:计算每日所需总能量。每日应摄入能量标准为30~35kcal/kg,全天所需总能量约1 944~2 268kcal,根据患者饮食习惯,初步可设定为1 950kcal。

第三步:计算每日蛋白质的摄入量。每日蛋白质推荐摄入0.6g/(kg·d),李先生每日应摄入蛋白质标准为38.88g,可以按每天蛋白质摄入量约为40g。

第四步:计算每日所需以食物蛋白为基础的交换份份数。将蛋白质按照0g/份~1g/份,4g/份,7g/份进行分配。

1. 每天所需总热量1 950kcal÷90kcal/份≈21.5份

2. 参考食谱分配食物,根据自己习惯和嗜好选择并交换食物。可安排如下:

(1)40g蛋白的50%~70%来源于优质蛋白:40×60%=24g

10　（肉蛋奶大豆类）

24g÷7=3.5 份肉蛋奶类（1 份=7g 蛋白质）

（2）40−24=16g 来自非优质蛋白（谷类，瓜类蔬菜，叶类蔬菜，水果等）

8g 来自谷薯类=2 份谷薯类交换份

4g 来自绿叶蔬菜=1 份蔬菜交换份

2g 来自瓜类蔬菜=2 份瓜类蔬菜交换份

2g 来自水果=2 份水果交换份

第五步：达到充足总能量，根据目标蛋白质食物所提供的能量值，不足部分以植物油和淀粉类食物补充。以上共计 10.5 份食品交换份提供的热量，其中谷薯类每份热量为 180kcal，相当于 2 份 90kcal 的其他食物，所以总共是有 12.5 份食物交换份。21.5 份−12.5 份=9 份。可由以下食物提供：淀粉类 1.5 份（每份相当于 4 份 90kcl 的热量）+3 份植物油。具体食物的选择，可以参考食物交换份表（表 2-表 9）进行搭配。

（三）食物交换份表

表 2　等值谷薯类交换份表

食品名称	每份食品重量/g	食品名称	每份食品重量/g
莜麦面	40	挂面、小麦粉、面条	60
稻米、籼米、薏米	50	花卷、馒头	70
荞麦、粳米、糯米	50	马铃薯、木薯、甘薯	200
黄米、小米、玉米面	50	山药、芋头	200
米饭	130		

注：该表中每份食品含蛋白质 4g，能量 180kcal，可相互替换。

表3 等值淀粉类交换份表

食品名称	每份食品重量/g	食品名称	每份食品重量/g
蚕豆淀粉、豌豆淀粉	100	马铃薯粉、粉丝(豌豆)	100
玉米淀粉、芡粉、粉条	100	地瓜粉、藕粉、粉丝(绿豆)	100

注:该表中每份食品含蛋白质0~1g,能量360kcal,可相互替换。

表4 等值瓜类蔬菜交换份表

食品名称	每份食品重量/g	食品名称	每份食品重量/g
佛手瓜	100	方瓜、黄瓜	200
丝瓜、苦瓜	150	南瓜、西葫芦	200
菜瓜、葫芦	200	冬瓜	300

注:该表中每份食品含蛋白质1g,能量50kcal,可相互替换。

表5 等值肉、蛋、奶类交换份表

食品名称	每份食品重量/g	食品名称	每份食品重量/g
香肠、酱牛肉、火腿	25	鸡翅、大排、鸡肉	50
猪肉(瘦)、牛肉(瘦)、兔肉	35	火腿肠、鸭肉、羊肉(肥瘦)	50
鲢鱼、鲑鱼、带鱼	50	烤鸡、肯德基炸鸡	50
鱿鱼、海参	50	鸡蛋、鸭蛋、鹅蛋	60
黄鱼、罗非鱼、草鱼	75	松花蛋、咸鸭蛋	60
鲫鱼、鳊鱼、青鱼、生蚝	75	鹌鹑蛋(5个)	60
基围虾、对虾、鲤鱼	75	牛乳、酸奶	230
白鱼、蟹肉	75		

注:该表中每份食品含蛋白质7g,能量90kcal,可相互替换。

表6 等值豆类交换份表

食品名称	每份食品重量/g	食品名称	每份食品重量/g
黄豆、黑豆	25	豆腐干、豆腐卷、油豆腐	35
扁豆	30	千张素火腿、素鸡、烤麸(熟)	35
蚕豆、豇豆、绿豆	35	豆奶	300
赤豆、芸豆	35	豆腐脑、豆浆	400

注:该表中每份食品含蛋白质7g,能量90kcal,可相互替换。

表7 等值绿叶蔬菜类交换份表

食品名称	每份食品重量/g	食品名称	每份食品重量/g
西蓝花、黄豆芽	100	苋菜、绿豆芽、菜花、菠菜	250
长豇豆、刀豆	150	大白菜、芦笋、油麦菜	300
荠菜、荷兰豆、芹菜、香菇	200	茴香、生菜	300
豆角、金针菇、香菇、四季豆	200	茄子	350
茼蒿菜、马兰头、平菇	250	茭白、海带	500
油菜、空心菜	250		

注:该表中每份食品含蛋白质4g,能量50kcal,可相互替换。

表8 等值水果类交换份表

食品名称	每份食品重量/g	食品名称	每份食品重量/g
樱桃、荔枝、桃	150	芒果、菠萝	300
香蕉、草莓	150	哈密瓜、西瓜	300
葡萄、苹果、橙子	200		

注:该表中每份食品含蛋白质0~1g,能量90kcal,可相互替换。

表9 等值油脂类食品交换份表

食品名称	每份食品重量/g	食品名称	每份食品重量/g
核桃仁、松子仁、榛子仁	20	松子	50
芝麻籽、瓜子、杏仁	20	榛子、核桃	70
腰果、花生仁	20	花生油、橄榄油、羊油	10
葵花籽	30	豆油、茶籽油	10

注:该表中每份食品含蛋白质4g,能量90kcal,可相互替换。

饮食自我管理原则

一、慢性肾脏病 1、2 期患者的饮食自我管理原则

1. 慢性肾脏病患者饮食遵循两大原则

（1）低盐饮食原则。食盐的摄入量 3~5g/d；普通肾病可控制在 5g/d 的食盐摄入量，蛋白尿、水肿、高血压和少尿的患者需严格限制盐 (3g/d)，建议少食或不食咸菜、腐乳、皮蛋、酱油、味精等含钠高的食物。

（2）足热量+优质低蛋白饮食原则。在保障足够热量的前提下，根据病情需要限制蛋白质的摄入量。

此外，不喝老火汤，肉汁、鸡汤、骨头汤、鱼汤等，如果一定要喝汤，建议肉类先焯水，滚煮 15 分钟以内，推荐西红柿蛋汤、蔬菜肉片汤。水果禁食杨桃，避免食用一些湿热类水果，如芒果、菠萝、荔枝、龙眼等。水果每天食用不超过 200g，不宜饭后马上食用水果，建议饭后 2 小时食用。

2. 高尿酸血症饮食要点

高尿酸血症患者需严格控制嘌呤的摄入,请记住这个口诀:不吃海鲜和内脏,不喝酒来不喝汤,少食畜禽和鱼肉,蔬菜瓜果要多食,鼓励饮水奶制品。果汁豆子要慎食,管住嘴来迈开腿,尿酸平衡身体棒。

3. 水肿患者控制液体摄入量

液体入量应该包含粥、水、奶、汤、中药液等,建议当天液体的入量为500毫升+前一天的小便量。水肿时,少食用粥、奶、汤、水果等含水量多的食物。

控水小技巧:

(1) 有计划喝水,用有刻度的杯子或容器装水。

(2) 饮食清淡,口干时可借助乌梅、橄榄等缓解口干症状,或清水含漱后吐掉。

4. 低钠饮食,控盐小技巧

(1) 使用有标量的小勺(如3g盐勺),控制每次烹调时盐的用量。

(2) 菜起锅时才撒盐花在上面,减少盐的用量。

(3) 不食用各种盐腌制的食物,如香肠、泡菜等。

(4) 可适当利用葱、姜、蒜的特殊味道来减少食盐的使用。

(5) 不食用低钠盐,避免高钾的发生。

二、慢性肾脏病3、4、5期非透析患者的饮食自我管理原则

1. 慢性肾脏病患者饮食遵循两大原则

(1) 低盐饮食原则。食盐的摄入量3~5g/d;普通肾病可控

制在 5g/d 的食盐摄入量,蛋白尿、水肿、高血压和少尿的患者需严格限制盐(3g/d),建议少食或不食咸菜、腐乳、皮蛋、酱油、味精等含钠高的食物。少食油腻、辛辣刺激的食物;烹调方式以蒸、煮、焖等为主,少采用煎炸等方式。

(2) 足热量+优质低蛋白饮食原则。

在适当限制蛋白质摄入的同时,保证充足的能量摄入以防止营养不良发生。选择多样化、营养合理的食物。能量摄入需维持在 35kcal/(kg·d)(年龄≤60 岁)或 30kcal/(kg·d)(年龄 >60 岁)。再根据患者的身高、体重、性别、年龄、活动量、饮食史、合并疾病及应激状况进行调整。对于 CKD3-5 期没有进行透析治疗的患者,蛋白质摄入推荐量为 0.6g/(kg·d)。优质蛋白须占蛋白摄入总量的 50% 以上,必要时补充复方 α-酮酸片。

以 40g/d 蛋白常规配餐为例,建议根据需求谷薯类(即主食等)100g,瓜类蔬菜 300g,叶类蔬菜 200g,水果 1 份,肉、蛋、奶、大豆类 3~4 份,为达到足总能量,根据目标蛋白质食物所提供的能量不足部分,可补充植物油和小麦淀粉类食物。小麦淀粉因其蛋白含量低,既能保障机体能量供给,又不增加肾脏负担。这类食物包括:澄面、粉丝、马蹄糕、水晶饺、水晶饼、银针粉、藕粉、低蛋白大米等

2. **食物的选择**

(1) 限制米类、面类等植物蛋白质的摄入量,尽量采用小麦淀粉(或其他淀粉)作为主食部分,其他可选用的食品包括红薯、马铃薯、白薯、藕、荸荠、澄粉、山药、芋头、南瓜、粉条、菱角粉等富含淀粉的食物替代普通主食。也可选用低蛋白

米/面类替代普通主食。

（2）建议摄入适量的肉、蛋、奶类或大豆蛋白等优质蛋白质的食品作为蛋白质的主要来源。

（3）当血磷高时，应慎选动物肝脏、坚果类、干豆类、各种含磷的加工食品等。

（4）当血钾高时，应慎选水果、马铃薯及其淀粉、绿叶蔬菜等。

此外，不喝老火汤，烹调肉汁、鸡汤、骨头汤、鱼汤等建议肉类先焯水，滚煮15分钟以内，推荐西红柿蛋汤、蔬菜肉片汤，控制食物总量。水果禁食杨桃，避免食用一些湿热的水果，如芒果、菠萝、荔枝、龙眼等。水果每天食用不超过200g，不宜饭后马上食用水果，建议饭后2小时食用。

3. 高尿酸血症饮食要点 高尿酸血症的患者需严格控制嘌呤的摄入，请记住这个口诀：不吃海鲜和内脏，不喝酒来不喝汤，少食畜禽和鱼肉，蔬菜瓜果要多食，鼓励饮水奶制品。果汁豆子要慎食，管住嘴来迈开腿，尿酸平衡身体棒。

4. 水肿患者控制液体摄入量 液体入量应该包含粥、水、奶、汤、中药液等，建议当天液体的摄入量为500毫升+前一天的小便量。水肿时，少食用粥、奶、汤、水果等含水量多的食物。

控水小技巧：

（1）有计划喝水，用有刻度的杯子或容器装水。

（2）饮食清淡，口干时可借助乌梅、橄榄等缓解口干症状，或清水含漱后吐掉。

5. 低钠饮食，控盐小技巧

（1）使用有标量的小勺（如3g盐勺），控制每次烹调时盐的用量。

(2) 菜起锅时才撒盐花在上面,减少盐的用量。

(3) 不食用各种盐腌制的食物,如香肠、泡菜等。

(4) 可适当利用葱、姜、蒜的特殊味道来减少食盐的使用。

(5) 不食用低钠盐,避免高钾的发生。

6. 特殊食物

(1) 高钾食物:笋类、芋头、红萝卜(脱水)、马蹄、菠菜、玉米、紫菜、香菇、木耳(干)、蕉、橙子、波罗蜜、土豆等。

(2) 低钾食物:稻米、豆腐、冬瓜、大白菜、梨、苹果、鸭梨等。

(3) 高嘌呤食物:肉汁、麦芽、肝类、猪小肠、小鱼干、海鲜、芦笋、紫菜等。

(4) 低嘌呤食物:奶粉、蛋白、猪血、糙米、红薯、马铃薯、冬瓜、桃子等。

(5) 高磷食物:可可粉、内脏、南瓜子、蛋黄、牛肉、花生、麦麸、海产品等。

(6) 低磷食物:鸡蛋清、鹅肉、萝卜、白薯、芋头、粉丝、凉粉、土豆、各种蔬菜、瓜果等。

(7) 高钙食物:乳类、虾皮、苋菜、海带、紫菜、芝麻酱等。

三、血液透析、腹膜透析患者的饮食自我管理原则

1. 对于维持性血液透析成人患者推荐蛋白质摄入量 1.0-1.2g/(kg·d),以维持营养状态稳定。摄入蛋白质 50% 以

上为高生物价蛋白,低蛋白饮食的血液透析患者补充酮酸制剂 0.12g/(kg·d),可以改善患者营养状态。热量的摄入为 35kcal/kg,60 岁以上患者,活动量较小、营养状况良好者(血清白蛋白 >40g/L,SGA 评分 A 级)可减少至 30~35kcal/kg。同时建议根据患者年龄、性别、体力活动水平、身体成分、目标体重、合并疾病和炎症水平等制定个体化热量平衡计划。

2. 对于维持性腹膜透析患者,无残余肾功能患者蛋白质摄入量 1.0~1.2g/(kg·d),有残余肾功能患者蛋白质摄入量 0.8~1.0g/(kg·d),摄入的蛋白质 50% 以上为高生物价蛋白。建议全面评估患者营养状况后,个体化补充酮酸制剂 0.12g/(kg·d),热量的摄入为 35kcal/kg,60 岁以上患者,活动量较小、营养状况良好者(血清白蛋白 >40g/L,SGA 评分 A 级)可减少至 30~35kcal/kg。计算能量摄入时,应减去腹膜透析时透析液中所含葡萄糖被人体吸收的热量。

3. 合并有糖尿病,控制蛋白质的同时,也要控制总的热量,可尽量采用麦淀粉类食物代替米饭作为日常主食。但血糖指数高的食物需要限食,例如白糖、蜂蜜、糖水、含糖饮料等,可将允许食用的米饭分量更换成等量的杂粮饭(荞麦、薏苡仁、怀山药、大米、红米、黑米等),但因此类杂粮含有丰富的钾、磷,高钾血症或高磷血症患者,需要根据专科医师或者营养师核定分量后再食用。

4. 在不限制蛋白质摄入的前提下,限制磷摄入,选择磷/蛋白比值低的食物,减少含磷食品添加剂,当血清磷含量高时,应适当限制含磷丰富食物的摄入,如牛奶、蛋黄、内脏、豆类、菇类、茶叶、木耳、燕麦等。

5. 定期复查电解质,如钾、钠、氯等。低钾血症时,可适当食用含钾高的食物,如橙汁等,高钾血症时,则不要食用,保持血清钾在正常范围内。合并水肿、高血压者,应限制食盐摄入,每天不超过 5g,尽量少食用腌制食品,如咸菜、熟食、酱油等含钠高的食物。

6. 血液透析期间体重增加小于干体重 5%,水肿的患者还要严格控制水分的摄入,每天的水分总摄入量可以和专科医师或营养师商定,少食用粥、奶、汤、水果等含水量多的食物。容量情况稳定的腹膜透析患者每日液体摄入量=500ml+前 1 天尿量+前 1 天腹膜透析净脱水量。

7. 蔬菜、米饭、肉类可以通过"飞水"(在开水中烫过捞起)的方式减少其矿物质(磷、钾等)的含量。

四、慢性肾脏病患者中医饮食原则

在上述西医饮食原则的基础上,我们可以根据个体的体质、证候特点,选择合适的中医食疗方案进行日常调理。但需要注意以下原则:

1. 中医食疗需要个体化,讲究辨证施膳,因此最好在中医师的指导下进行,不能盲目进补。

2. 中医食疗尽量融入在三餐饮食中,避免另外加餐。

3. 食疗的营养分量应计算在每天可以食用的分量内,如用 1 两肉煲汤食疗,那么三餐的饮食中肉类应当相应减少 1 两。

4. 慢性肾脏病 3 期以上的患者应避免运用煲汤类的食疗方式,因为汤中含有大量的嘌呤等氮类物质,可致血液中氮类物质增多,加重肾脏的损害。

食 疗 方 法

一、日常生活饮食营养含量及中医属性分析

(一)春卷

春卷是用干面皮包馅心,经煎、炸而成。它由立春之日食用"春盘"的习俗演变而来。每 100g 春卷的营养成分含量为:热量 463kcal,碳水化合物 33.8g,蛋白质 6.1g,脂肪 33.7g,膳食纤维 1g,钙 10mg,钾 89mg,磷 94mg,铁 1.9mg 等。具体因配料不同而有些区别。

春卷因煎炸而成,面皮性偏温,但馅心为绿豆芽,味甘,性凉,有清热解毒、利湿通下作用,总体性平,适合脾胃偏寒的人。

(二)肠粉

肠粉起源于广州,馅料主要有猪肉、牛肉、虾仁、猪肝等。

每 100g 猪肉肠粉的营养成分含量为：热量 125kcal,碳水化合物 15.68g,蛋白质 5.92g,脂肪 4.26g,膳食纤维 0.02g。

肠粉皮性偏凉,脾胃虚寒者本不宜食用,但猪肉、牛肉等有温胃的作用,总体性平。

(三) 面条

面条具有易于消化吸收,有改善贫血、增强免疫力、平衡营养吸收等功效。每 100g 面条的营养成分含量为：热量 355kcal,碳水化合物 77.5g,蛋白质 11g,脂肪 0.1g,膳食纤维 0.2g,钙 8mg,钾 100mg,磷 142mg,铁 9.6mg。

面条性平,具有开胃、补肝肾、增食欲的功效。

(四) 马蹄糕

马蹄糕以糖水拌合荸荠粉蒸制而成。荸荠,粤语别称马蹄。其色茶黄,呈半透明,软、滑、爽、韧兼备,味极香甜。每 100g 马蹄糕营养成分含量为：热量 310.47kcal,碳水化合物 71.18g,蛋白质 0.24g,脂肪 2.08g,膳食纤维 0.29g。

马蹄糕味甘,性寒,对于阴虚肺热,咽喉肿痛,咳嗽痰多,湿热黄疸,小便不利有一定的好处。但脾胃虚寒和血虚者不宜多食。

(五) 鱼香肉丝

鱼香肉丝是有名的川菜,具有咸、甜、酸、辣、鲜、香等特点,用于烹菜滋味极佳。营养因配料不同而有所区别,举例如下：主料包括猪里脊肉 300g,胡萝卜 50g,青椒 100g,木耳 50

24　克;营养成分含量为每 100g 含:热量 109.41kcal,碳水化合物 4.66g,脂肪 5.24g,蛋白质 11.42g,膳食纤维 0.74g。

鱼香肉丝性偏温,有开胃的作用。

(六)清蒸鲩鱼

鲩鱼又称草鱼,清蒸鲩鱼以鲩鱼为主料,辅料为姜、葱等。每 100g 可食部分营养成分含量为:热量 127.61kcal,碳水化合物 0.64g,蛋白质 14.98g,脂肪 7.27g,膳食纤维 0.1g。

鲩鱼味甘、性温、无毒,具有暖胃和中、平降肝阳、祛风、治痹、截疟、益肠、明目的功效。

(七)青瓜炒蛋

嫩黄瓜 250g,鸡蛋 2 个,油 35g,精盐、味精、葱姜末各适量。营养成分含量为每 100g 含:热量 78.36kcal,碳水化合物 2.65g,蛋白质 4.74g,脂肪 5.48g,膳食纤维 0.32g。

青瓜性凉,味甘,清热利水,解毒消肿,生津止渴。适用于慢性肾脏病水肿,小便不利的患者。鸡蛋性甘、平,可补肺养血、滋阴润燥。这个菜谱对于身热烦渴、咽喉肿痛、风热眼疾、湿热黄疸、小便不利等有一定作用。

(八)番茄炒蛋

番茄炒蛋是以番茄和鸡蛋为主要食材的家常菜,是一道色香味俱全的佳肴。鸡蛋含有丰富的蛋白质、脂肪、维生素和铁、钙、钾等人体所需要的矿物质,同时富含 DHA 和卵磷脂、卵黄素。西红柿富含丰富的胡萝卜素、B 族维生素和维生素 C,

对心血管具有保护作用,可减少心脏病的发作。每100g番茄炒鸡蛋营养成分含量为:热量66.3kcal,碳水化合物2.98g,蛋白质3.83g,脂肪4.64g,膳食纤维0.73g。

番茄甘酸,微寒,鸡蛋性甘、平,可补肺养血、滋阴润燥。这个菜谱可生津止渴,健胃消食,对于口渴、食欲不振、气血不足有一定的作用。

(九)南瓜蒸排骨

主料包括猪小排500g,南瓜300g,豆豉25g。排骨含有大量磷酸钙、骨胶原等,可为幼儿和老人提供钙质,对于身体具有很好的滋补作用。每100g南瓜蒸排骨营养成分含量为:热量62.22kcal,碳水化合物3.09g,蛋白质2.98g,脂肪4.37g,膳食纤维0.46g。

排骨有滋阴养胃的作用,南瓜性味甘、温,有补中益气、清热解毒之功,这道菜适用于脾胃虚弱、气血不足者。

(十)酸辣土豆丝

酸辣土豆丝是一道老百姓餐桌上最常见的家常菜,食材包括土豆2个,红椒1个。其主料土豆性平和胃,有改善肠胃功能、预防高血压的功效。辅料辣椒富含维生素C,可增强体力、预防动脉硬化,营养成分含量为每100g酸辣土豆丝含:热量86.13kcal,碳水化合物15.24g,蛋白质2.51g,脂肪2.17g,膳食纤维2.09g。

土豆,性平味甘,有益气健脾,缓急止痛,通利大便的作用,这道菜对于脾胃虚弱,消化不良、大便不畅通者有一定的作用。

(十一) 鱼香茄子煲

鱼香茄子是我国八大菜系中川菜的著名菜肴,主料为茄子 1 只,辅料为猪肉馅,胡萝卜等。营养成分含量为每 100g 鱼香茄子含:热量 73.64kcal,碳水化合物 4.53g,蛋白质 5.30g,脂肪 3.91g,膳食纤维 0.91g。

茄子味甘,性凉,具有清热、活血、止痛、消肿的功效,对于热毒疮痈,皮肤瘙痒有一定作用。

(十二) 白切鸡

白切鸡是粤菜鸡肴中最普通的一种,以其制作简易,刚熟不烂,不加配料且保持原味为特点,皮爽肉滑,清淡鲜美。每 100g 鸡肉的营养成分含量为:热量 158.82kcal,碳水化合物 2.15g,蛋白质 16.06g,脂肪 9.01g,膳食纤维 0.26g。

鸡肉有滋阴养胃的作用,适合脾胃虚弱者。

(十三) 西蓝花烧豆腐

食材包括西蓝花 300g,北豆腐 1 盒,红椒 1 个。西蓝花中维生素种类非常齐全,维生素 C 含量极高(比番茄,辣椒,大白菜都高),同时也含有丰富的胡萝卜素。北豆腐即老豆腐,与嫩豆腐相比,它不仅韧性较强,含水量较低,且豆香味浓。老豆腐的质地较硬,不易碎烂。营养成分含量为每 100g 西蓝花烧豆腐含:热量 110.71kcal,碳水化合物 3.23g,蛋白质 6.05g,脂肪 8.86g。

西蓝花性凉、味甘,可补肾填精、健脑壮骨、补脾和胃;豆腐味甘性微寒,能补脾益胃,清热润燥,利小便,解热毒。这道菜对于久病体虚、肢体萎软、耳鸣健忘、脾胃虚弱有一定作用。

(十四) 清炒丝瓜

清炒能保留丝瓜清甜的原汁原味。每100g丝瓜营养成分含量为:热量39.43kcal,碳水化合物4.05g,蛋白质1.27g,脂肪2.35g,膳食纤维0.11g。

丝瓜味甘,性平。具有能除热利肠,对于胃肠湿热有一定的作用。

(十五) 香菇木耳蒸鸡

香菇木耳蒸鸡属粤菜菜谱,主要原料为鸡腿1只,干香菇10g,干木耳适量,制作简单,营养却在蒸的过程中最大限度地保留下来。营养成分含量每100g为:热量149.08kcal,蛋白质15.64g,脂肪9.00g,碳水化合物1.5g,膳食纤维0.22g。

香菇、木耳滋阴润燥,鸡肉滋阴养胃。这道菜对于脾胃阴虚有一定的作用,但对于高钾血症者要尽量少吃。

(十六) 家常炒花菜

花菜质地细嫩,味甘鲜美,食后极易消化吸收。每100g花菜的营养成分含量为:热量39.15kcal,碳水化合物4.05g,蛋白质1.87g,脂肪2.27g,膳食纤维1.92g。

花菜性凉味甘,可补肾填精、健脑壮骨、补脾和胃;对于肢体痿软、脾胃虚弱有一定作用。

(十七) 莴笋炒虾仁

莴笋炒虾仁为常见的家常菜。主要食材为莴笋 1 根,基围虾 150g。每 100g 营养成分含量为:热量 66.43kcal,碳水化合物 0.73g,蛋白质 8.45g,脂肪 3.41g,膳食纤维 0.28g。

莴笋味甘、苦,性凉,入大肠经和胃经。具有利五脏,通经脉,清胃热,清热利尿的功效;食疗上常用于小便不利、尿血等症。虾仁具有补肾壮阳、健胃的功效,熟食能温补肾阳;凡久病体虚、短气乏力、面黄肌瘦者,可作为食疗补品。

(十八) 苦瓜炒蛋

苦瓜炒蛋是一道很普通的家常菜,用苦瓜 1 根和鸡蛋 2 个一起煎炒而成。苦瓜果实中含有各种营养物质,是瓜类蔬菜中含维生素 C 最高的一种。营养成分含量为每 100g 含:热量 107.18kcal,碳水化合物 3.31g,蛋白质 8.04g,脂肪 7.00g,膳食纤维 0.54g。

苦瓜味苦,性寒,能除邪,解劳乏,具有滋阴降火,清火消暑的作用,鸡蛋性甘、平,可补肺养血、滋阴润燥。这个菜谱对于阴虚火旺者有较好的作用。

二、慢性肾脏病患者常用食疗中药

(一) 党参

党参为我国常用的传统补益药,《本草从新》记载:"补中益气、和脾胃、除烦渴。中气微弱,用以调补,甚为平妥。"党参具有补中益气、健脾益肺、补血生津之功效。现代研究表明,党参含多种糖类、酚类、甾醇、挥发油、黄芩素葡萄糖甙、皂苷及微量生物碱,具有增强免疫力、扩张血管、降压、改善微循环、增强造血功能等作用。适合于慢性肾脏病患者证属脾肺气虚型,症见疲倦乏力,声低懒言,食少便溏,气短而喘,舌淡苔白,脉弱者。

(二) 黄芪

黄芪味甘,性温。归脾、肺经。黄芪具有补气固表、利水退肿、托毒排脓、生肌等功效。《本草汇言》记载:"补肺健脾,实卫敛汗,祛风运毒之药也。"适合于慢性肾脏病患者属脾肺气虚型,症见倦怠乏力,浮肿,尿少,中气下陷,久泻脱肛,便血崩漏,表虚自汗等。

(三) 山药

山药又名淮山,味甘,性平。归脾、肺、肾经。山药具补脾益肺、生津益肺、补肾涩精之功效。《神农本草经》谓其"主伤中,补虚羸,除寒热邪气,补中,益气力,长肌肉,久服耳聪目明。"除了用于上述脾肺气虚型外,还可用于肾阴虚患者,症见腰膝酸软,夜尿频多,遗精、早泄等,每次用 15~30g。

(四) 白术

白术味苦、甘,性温。归脾、胃经。白术具有健脾益气、燥湿利水、止汗、安胎之功效。既善补气以复脾运,又能燥湿利水以除水湿,为补气健脾之要药,可用于治脾气虚弱之食少神疲,倦怠乏力;脾虚则水气运化不利,聚而为痰,白术可健脾燥湿开其流,为治痰饮、水肿之良药,可用于治疗脾阳虚,痰饮内停,症见食欲不振,胸满痞恶,口淡;亦用于治疗脾肾阳虚之水肿,还能补益脾气而固表止汗。

(五) 芡实

芡实,味甘、涩,性平,归脾、肾经,药性平和。《本草纲目》谓其能"止渴益肾,治小便不禁,遗精白浊带下。"芡实能益肾固精,补脾止泻,祛湿止带,治肾虚不固之遗精、滑精,小便频数,遗尿;或配伍健脾渗湿之品,治疗肾气不足,水湿不化,而小便混浊;尚可补气健脾,涩肠止泻,固涩止带,治脾虚湿盛,久泻不愈或脾虚湿浊下注或脾肾两虚之带下病。可适量煮粥,为食疗之佳品。大小便不利者禁服,食滞不化者慎服。

(六) 茯苓

茯苓味甘,性淡。归心、脾、肾经。《本草衍义》曰:"茯苓、茯神,行水之功多,益心脾不可阙也。"茯苓为利水渗湿之要药,可治疗寒热虚实之各种水肿;本品善健脾渗湿,使湿无所聚,痰无由生,尤宜治痰饮胸胁支满,目眩心悸;健脾益气治疗脾胃虚弱,食少便溏,体倦乏力之症;还可益心脾而治疗心脾两虚,气血不足之心悸、失眠等。

(七) 薏苡仁

薏苡仁又称薏米,味甘,性淡,微寒。归脾、胃、肺经。

《本草纲目》称其"健脾益胃，补肺清热、祛风胜湿，养颜驻容、轻身延年。"中医认为薏苡仁具有利水渗湿、健脾止泻、清热排脓、除痹之功，功似茯苓，力偏缓，适于脾虚水肿，小便不利之症，还可健脾止泻；但性偏微寒，上可清肺金之热，下利清肠胃之湿；又能清热排脓，可用以治疗肺痈、肠痈。此外，还能渗除湿痹，疏筋脉，治脚气。可煮粥，为食疗之佳品。

(八) 生姜

生姜味辛，性温。归肺、脾、胃经。生姜既是常见的中药，也是家居常见的调料。《名医别录》："主伤寒头痛鼻塞，咳逆上气。"生姜具有解表散寒、温中止呕、温肺止咳之功效，可用于治疗风寒表证，对于肺寒咳嗽、痰白、恶寒、头痛等可选用。生姜能温中散寒，对寒犯中焦或者脾胃虚寒之胃脘冷痛，食少，可收祛寒开胃之效果。生姜素有"呕家圣药"之称，尤其适合于胃寒呕吐。

(九) 木瓜

木瓜性味酸，性温。归肝、脾经。《名医别录》谓其"主湿痹邪气，霍乱大吐下，转筋不止。"木瓜酸味入肝，能益筋和血，长于舒筋活络，且能祛除湿痹，其性温通，可治脚气水肿。气香入脾，能化湿和胃，加之味酸入肝，能舒筋活络而缓挛急，为湿阻中焦，吐泻转筋之要药。此外，木瓜尚有消食、生津止渴之效。内有郁热，小便短赤者忌服。

（十）赤小豆

赤小豆，味甘、酸，性平。归心、小肠经。赤小豆具有健脾利水、消肿解毒排脓的功效。《神农本草经》曰："主下水，排痈肿脓血。"多用于水肿胀满、脚气浮肿、黄疸尿赤、风湿热痹、痈肿疮毒、肠痈。此外，赤小豆还可益脾胃而通乳汁，用于妇女气血不足，乳汁不下。食疗方面，可用于煮饭、煮粥，做赤豆汤。阴虚而无湿热者及小便清长者忌食。

（十一）龙眼肉

龙眼肉，味甘，性温。归心、脾经。《得配本草》云："龙眼益脾胃，葆心血，润五脏，治怔忡。"龙眼肉具补益心脾，养血安神的功效，用于气血不足、心悸怔忡、健忘失眠、血虚萎黄等症。脾胃有痰火及湿滞停饮、消化不良、恶心、呕吐者忌服，孕妇忌服，糖尿病患者不宜多服。

（十二）莲子

莲子味甘、涩，性平。归脾、肾、心经。《本草纲目》曰："交心肾，厚肠胃，固精气，强筋骨，补虚损，利耳目，除寒湿，止脾泄久痢，赤白浊，女人带下崩中诸血病。"莲子具有益肾涩精、补脾止泻、养心安神的功效，用于心烦失眠，脾虚久泻，大便溏泄，久痢，腰疼，男子遗精，妇人赤白带下之症。腹部胀满及大便燥结者忌服。

（十三）陈皮

陈皮性温，味辛、苦。归脾、胃、肺经。《本草汇言》称其"味辛善散，故能开气；胃苦开泄，故能行痰；其气温平，善于通达，故能止呕、止咳，健脾和胃者也。"中医认为陈皮具有理气健脾，燥湿化痰的功效，常用于脾胃气滞之脘腹胀满或疼痛、消化不良，湿浊阻中之胸闷腹胀、纳呆便溏，痰湿壅肺之咳嗽气喘之症。气虚体燥、阴虚燥咳、吐血及内有实热者慎服。

（十四）枸杞子

枸杞子味甘，性平。归肝、肾、肺经。《本草经疏》曰："枸杞子，润而滋补，兼能退热，而专于补肾、润肺、生津、益气，为肝肾真阴不足、劳乏内热补益之要药。"中医认为枸杞子具有滋补肝肾、益精明目的功效，常用于虚劳精亏，腰膝酸痛，眩晕耳鸣，内热消渴，血虚萎黄，目昏不明之症。现代研究认为，枸杞子具有抗肿瘤、调节血脂和血糖、促进造血功能等方面的作用。外邪实热，脾虚有湿及泄泻者忌服。

（十五）五味子

五味子，味酸甘，性温。归肺、肾、心经。《神农本草经》记载，五味子"主益气，补不足，强阴，益男子精。"具有收敛固涩，益气生津，补肾宁心的功效。常用于久咳虚喘，梦遗滑精，遗尿，尿频，久泻不止，自汗，盗汗，津伤口渴，短气脉虚，内热消渴，心悸失眠之症。凡表邪未解，内有实热，咳嗽、麻疹初起者禁服。

(十六) 山萸肉

山萸肉味酸、涩,性微温。归肝、肾经。《本草正》记载山萸肉"固阴补精,调经收血"。中医认为山萸肉具补益肝肾、涩精固脱的功效。常用于眩晕耳鸣,腰膝酸痛,阳痿遗精,遗尿尿频,崩漏带下,大汗虚脱,内热消渴之症。凡命门火炽,强阳不痿,素有湿热,小便淋涩者忌服。

(十七) 大枣

大枣性味甘,性温。归脾、胃经。《神农本草经》云"主心腹邪气,安中养脾,助十二经。平胃气,通九窍,补少气、少津液,身中不足,大惊,四肢重,和百药。"现认为大枣具有补中益气,养血安神之功效,为调补脾胃,药食两宜之佳品。治脾气虚弱,消瘦,食少倦怠,便溏者,可单用大枣煮粥,加入人参更佳;本品还能补气、养血而安神,是治疗血虚脏躁的要药,常与甘草,小麦配伍,增强滋补,宁心,安神之功。湿盛脘腹胀满,龋齿痛,及痰热咳嗽者忌用。

(十八) 熟地黄

熟地黄味甘,性微温。归肝、肾经。熟地黄具有补血养阴、填精益髓的功效。《本草纲目》记载其"填骨髓,长肌肉,生精血。补五脏内伤不足,通血脉,利耳目,黑须发,男子五劳七伤,女子伤中胞漏,经候不调,胎产百病。"现常用于阴虚发热,消渴,吐血,衄血,血崩,月经不调,胎动不安,阴伤便秘之症。气滞痰多,脘腹胀满,食少便溏者慎用。

（十九）阿胶

阿胶，味甘，性平。归肺、肝、肾经。阿胶具有补血滋阴、润燥止血的功效，常用于血虚萎黄，眩晕心悸，心烦不眠，肺燥咳嗽之症。药物学专著《神农本草经》就把阿胶列为上品，认为它是滋补佳品，且适宜于久服。明代著名药物学家李时珍总结了前人经验，强调阿胶的主要功用在于滋阴补血。阿胶是补肺要药，而肺为血之上源，补肺可以从根本上解决血的源泉不足问题，能收到良好的补益气血效果。尤其是冬令进补时，人们将阿胶与人参、鹿茸一并称为"补身三宝"。

（二十）三七

三七，味甘、微苦，性温。三七功用补血，去瘀损，止血衄，能通能补，功效最良，是方药中之最珍贵者之一。三七生吃，去瘀生新，消肿定痛，并有止血不留瘀，行血不伤新的优点；熟服可健体生血。生吃三七粉主治跌打瘀血、外伤出血、产后血晕、吐血、衄血等血症，并可防治冠心病、高血脂、高血压等。熟吃三七粉可补血、活血，用于身体虚弱、食欲不振、神经衰弱、过度疲劳、失血、贫血等。孕妇忌服。

（二十一）丹参

丹参，性苦，微寒。归肝、胃经。《本草纲目》曰："丹参能破宿血，补新血，安生胎，落死胎，止崩中滞下，调经脉，其功大类当归、地黄、芎䓖、芍药故也。"中医认为，丹参具有活血祛瘀，凉血消痈，清心安神的功效，常用于月经不调，经闭痛经，癥瘕积聚,胸腹刺痛,热痹疼痛,疮疡肿痛,心烦不眠,肝脾肿大,心绞痛之症。不宜与藜芦同用。

(二十二) 当归

当归,味甘、辛,性温。归肝、心、脾经。《本草正》曰:"当归,其味甘而重,故专能补血,其气轻而辛,故又能行血,补中有动,行中有补,诚血中之气药,亦血中之圣药也。"中医认为当归具有补血活血,调经止痛,润肠通便的功效。常用于血虚萎黄、眩晕心悸、月经不调、经闭痛经、虚寒腹痛、肠燥便秘、风湿痹痛、跌扑损伤、痈疽疮疡之症。湿盛中满,大便泄泻者忌服。

(二十三) 玉竹

玉竹,味甘,性平。归肺、胃经。《本草正义》称其"治肺胃燥热,津液枯涸,口渴嗌干等症,而胃火炽盛,燥渴消谷,多食易饥者,尤有捷效。"中医认为玉竹具滋阴润肺,养胃生津的功效,多用于主治燥热咳嗽,虚劳久嗽;热病伤阴口渴,内热消渴;阴虚外感,寒热鼻塞;头目昏眩,筋脉挛痛之症。痰湿气滞者禁服,脾虚便溏者慎服。

(二十四) 百合

百合,味甘,性微寒。入肺经、心经。《日华子诸家本草》称其"安心,定胆,益智,养五脏。"中医认为百合具有养阴润肺,清心安神的功效。现常用于阴虚久咳,痰中带血,虚烦惊悸,失眠多梦,精神恍惚之症。风寒咳嗽,中寒便溏忌用。

（二十五）石斛

石斛味甘，性微寒。入肺胃经。《本草纲目拾遗》称其"清胃，除虚热，生津，已劳损"，具有益胃生津，滋阴清热的功效。现多用于阴伤津亏，口干烦渴，食少干呕，病后虚热，目暗不明之症。

三、慢性肾脏病患者常用食疗方

中医认为，慢性肾脏病是因为人体内正气亏虚，加上外部邪气干扰诱发而成的。《黄帝内经》说："正气存内，邪不可干""邪之所凑，其气必虚"。人体内正气不足，脏腑亏虚，导致肺脾肾功能失调，是疾病发生、发展的内因。感受六淫是发病的外因或诱因。中医自古就有药食同源理念，如近代医家张锡纯在《医学衷中参西录》中曾指出：食物"病人服之，不但疗病，并可充饥"，通过食物调理身体、强壮体魄，辅助治疗疾病可一举两得。下面将根据慢性肾脏病分期与原发病的不同分别介绍常见的食疗方。

（一）慢性肾脏病常见食疗方介绍

1. 慢性肾脏病 1-2 期

食疗的主要目的在于补虚固摄，补身体，调节免疫，减少蛋白尿、血尿。

（1）大枣生姜汤：大枣 10 枚，生姜 20g，煎水饮。用于脾阳虚者。

（2）四物鸡：当归 10g，川芎、熟地黄各 15g，白芍 12g 煮水取汁；鸡胸肉 100g 切成片，用沸水煮沸后去水，再取出肉片于汁中烫熟即可。适用于贫血者。

（3）芡实粥：芡实 30g，莲子心 5~8 粒，大米 50g；上药及大米洗净后加水煮粥即成，分 1~2 次食用，适用于气虚者。

（4）银耳百合糖水：银耳 l0g，百合 10g；银耳用水泡胀，百合洗净后同放入锅中，加水适量煮成，再加冰糖少许即可。适用于阴虚非糖尿病者。

（5）虫草炖老鸭：老鸭一只，冬虫夏草 5g，生姜两片；老鸭去内脏，生姜洗净，将冬虫夏草纳入老鸭腹中，置砂锅内，隔水文火炖烂食肉嚼食冬虫夏草，一般在冬天服。功效：补肾填精，提高免疫力，保护肾功能。

2. 慢性肾脏病 3~5 期非透析患者（即慢性肾衰竭患者）

食疗的目的在于补虚固肾，减少各种症状，但要注意这个阶段一定要避免煲汤，否则适得其反。

（1）茵陈橘皮饮：茵陈 30g，橘皮 10g，水煎服。可用于湿热蕴结者。

（2）参圆炒鸡片：人参 5g，龙眼肉 10 个（浸软），鸡胸肉 100g 切成片，下锅同炒，适用于气血虚弱者。

（3）党参怀山茱萸炒肉片：党参 5g，怀山药 10g，山萸肉 5g，瘦肉 75g 切成片，下锅同炒。适用于气阴两虚者。

（4）党参薏米山药粥：党参 10g，薏米 30g，鲜山药 100g，大米 50g，加适当水共煮成粥，适用于脾肾气虚者。

3. 腹膜透析和血液透析

食疗的目的在于补虚固肾，增强体质，但关键要注意控制水分的摄入量,预防水肿。

(1) 党参薏米山药粥:党参 10g,薏米 30g,鲜山药 100g,大米 50g。用于脾肾气虚型。

(2) 桂附泥鳅生姜粥:肉桂 5g,制附子 5g,生姜 5 片,大米 50g,泥鳅 100g。用于脾肾阳虚者。

(3) 党参怀山茱萸炒肉片:党参 5g,怀山药 10g,山萸肉 5g,瘦肉 75g。用于气阴两虚者。

(4) 冬瓜赤小豆鲤鱼汤:冬瓜 200g,赤小豆 50g,鲤鱼 250g,功能健脾利水消肿。用于脾虚水肿者。

(5) 龙眼莲子花生粥:龙眼肉 5g,莲子肉 10g,连衣花生米 15g,粳米 50g 共煮粥,适用贫血者。

(二) 常见肾脏病食疗方介绍

慢性肾脏病具有其共有的特点,各种食疗需要根据慢性肾脏病分期选择,而且还可按原发病的特点去选择更适合患者的食疗方,以提高疗效。以下将各种常见的肾脏病食疗方作介绍。

1. 慢性肾炎食疗方

慢性肾炎是慢性肾小球肾炎的简称,是一种常见的肾脏病。慢性肾炎起病缓慢,病程长,临床表现轻重不一,轻者,初期只有少量蛋白尿或者血尿,后期出现水肿、蛋白尿、高血压等,随着病程的进展,会逐渐发展为慢性肾衰竭;重者,发展迅速,可在起病数月后进入尿毒症期。以下介绍适合各个证型的食疗方。

（1）慢性肾炎血尿药膳

1）清炒藕片或凉拌鲜藕片：鲜藕片200g；清炒时可放少许低钠盐调味，凉拌时可先将藕片于水开时焯一会儿，起后滤水，加少量盐或糖凉拌。功效是清热凉血止血，用于肾炎血尿属于血热或湿热者，亦用于过敏性紫癜肾炎。

2）黑木耳红枣花生汤：黑木耳30g，红枣50g，红皮花生30g；共放入锅中小火炖烂，食前可加少许白糖调味。功效是健脾补血止血，用于肾炎血尿属于脾气虚而不摄血者。

（2）慢性肾炎蛋白尿药膳

1）玉米须茶：玉米须100g；每天用玉米须煎汤代茶饮。功效：玉米须性平可利尿消蛋白，用于各种肾脏病蛋白尿。

2）黄芪茯苓粥：黄芪15g，茯苓15g，粳米100g；黄芪切碎，茯苓亦切成小碎块，与粳米一起熬成粥后食用。功效是益气健脾利水，用于肾炎蛋白尿伴水肿，表现为脾气不足者。

（3）慢性肾炎水肿药膳

1）黑鱼冬瓜汤：黑鱼1条，带皮冬瓜300g；将黑鱼洗净，去鳞及内脏后切成块。将冬瓜切成块后同鱼块一并放入锅中，再加入适量的水，用文火将鱼煮熟即可（不加盐）。将鱼肉、冬瓜食用，饮汤，每天1剂。功效是益气养阴，用于慢性肾炎水肿，表现为气阴两虚者。

2）薏苡粥：薏苡仁30g，大米100g；加水适量熬成粥，每天1餐。功效是健脾利水消肿，用于肾脏病水肿而表现为脾气不足，纳呆食少，大便软者。

3）葱白紫苏粥：葱白3~5段，紫苏叶10g，粳米100g；先将粳米熬粥，将成之时加入葱白及紫苏叶，盖紧盖焖一会儿即

可,宜趁热食用,每天 1 餐。功效是温阳利水消肿,用于脾肾
阳虚而见水肿者。

4) 鲜焖冬瓜:冬瓜(含青皮)200g,白糖 1 匙;将洗净冬瓜
切块,和白糖放入锅中加水少量,小火焖熟。功效是利水消肿,
清热解毒,用于慢性肾炎水肿而偏热者。

5) 赤小豆粥:赤小豆 100g,大米 100g;用水适量熬成粥,
每天 1 餐。功效是清热利水消肿,用于急性肾炎、慢性肾炎等
水肿为湿热者。

6) 西瓜翠衣茶:西瓜青 10g,绿茶适量;新开水适量沏茶
饮用。功效是清热解毒,利水消肿,用于急性肾炎或慢性肾炎
水肿,伴有上呼吸道感染,且表现为咽喉红肿疼痛、发热者。

(4) 慢性肾炎高血压药膳

1) 夏枯草茶:夏枯草、绿茶各一半;将夏枯草切碎成小
段,与绿茶混匀,每次取适量泡茶。功效是清热平肝,用于肾
炎高血压属于肝阳上亢者。

2) 冬瓜赤豆粥:冬瓜 100g,赤小豆 200g;先将赤小豆熬
粥,待快熟时加入切成块的冬瓜,焖熟后食用。功效是清热利
水,用于肾炎高血压而水肿较重,属湿热者。

3) 清蒸活甲鱼:活甲鱼 500g 左右;将甲鱼收拾好,切成
小块,放入锅中清蒸,可放少量低钠盐调味。功效是滋阴潜阳,
用于慢性肾炎高血压属于阴虚阳亢者。

2. 肾病综合征食疗方

肾病综合征是指一组临床症状,包括大量的蛋白尿、低蛋
白血症、高脂血症和水肿。临床特点为"三高一低",即大量蛋
白尿(≥3.5g/d)、水肿、高脂血症、血浆蛋白低(≤30g/L),常伴

有营养不良,出现负氮平衡;血液高凝,容易出现血管栓塞;由于营养状态差,使用激素等原因,患者的免疫力较低等特点。以下食疗法适用于患该病且肾功能尚正常者。

(1) 千金鲤鱼汤:活鲤鱼 1 尾(约 500g),砂仁 5g;收拾好鲤鱼后,将砂仁,亦可加用生姜、葱白少许,放于鱼腹中,不宜加盐,采用清蒸,熟后食肉喝鲜汤,亦可作为每天之副食。功效是健脾消肿,可用于肾病综合征低蛋白血症,表现为脾虚者。

(2) 加味黄芪粥:生黄芪、薏米各 30g,赤小豆 15g,鸡内金末 9g,金橘饼 2 个,糯米 30g;黄芪加水适量,煮 20 分钟去渣,再加入薏米、赤小豆煮 30 分钟,最后加入鸡内金末和糯米,煮粥。功效为补气健脾,利水消肿。

(3) 大蒜砂仁煨鲤鱼:鲤鱼一条,400g 左右,大蒜 15g,砂仁 6g;鲤鱼去鳃及内脏,洗干净,砂仁纳入鲤鱼腹中,加清水,猛火煮沸后,慢火煮 1 小时,加盐少许调味,喝汤吃鱼肉。功效为健脾补虚,温胃消谷。适用于肾病综合征证属脾虚湿阻者,出现腹胀、纳差等症状。热象盛者不宜用本品。

(4) 玉米须枸杞子炖水鱼:鲜玉米须 80g(干品 40g),枸杞子 15g,水鱼 400g;制作时先放水鱼于热水中,烫之,使排尿干净,去内脏,切去头、爪,洗干净后,将水鱼同药材放入炖盅中,加入适量,隔水慢火炖熟后,加少许盐调味,饮汤食水鱼。功效是补肾利尿。适用于肾病综合征使用大剂量激素治疗时,双下肢明显水肿者。

(5) 鲍鱼煲鸡:乌鸡肉 80g,鲍鱼 25g;加水适量,放入瓦煲内,猛火煮沸,然后用慢火熬煮,加少许盐调味,同肉一起服用。功效是补肾填精。适用于肾病综合征低蛋白血症患者。

(6) 田七炖鸡：母鸡肉500g，田七10g，葱、盐、味精适量；将田七磨成粉末，鸡肉洗净，先将水用猛火煮沸，加入鸡肉，再煮片刻，然后将鸡肉取出，加葱，移入瓦炖盅，在小火上炖至鸡肉熟软，再加用田七粉。功效是补脾肾，益气血，化瘀止血。适用于肾病综合征伴血瘀征象者。肾病综合征伴外感或无瘀征象者不宜。

(7) 黄芪鲤鱼汤：鲤鱼(250~500g)去鳃和内脏，生姜5片，大葱白1根，不放盐，将药材(生黄芪、赤小豆、莲子肉等)用纱布包裹，加水1 500ml，文火煮1~2小时至鱼汤150~200ml。适用于气阴两虚，脾肾气虚，脾肾阳虚者，如阳虚阴寒明显可多加生姜温胃散寒，助气化；水肿明显可加冬瓜皮、车前子，加强利水消肿之功；纳差腹胀可加白术、茯苓、苏叶，以加强健脾运化之力。服用黄芪鲤鱼汤注意事项：黄芪鲤鱼汤禁忌放盐；服用鲤鱼汤期间，忌食生冷、辛辣刺激性食物；少数食欲不佳，甚至恶心、呕吐症状的患者，鲤鱼汤应浓煎，可在1天之内少量多次温热服用。

(8) 猪肚车前薏米汤：猪肚300g，车前草30g，赤小豆15g，薏苡仁20g，益母草15g；加清水适量，煎煮后，去掉诸药，用少许食盐调味，吃猪肚喝汤。适用于肾病综合征水肿湿热证者。

3. 狼疮性肾炎

系统性红斑狼疮是因机体免疫失调产生的一系列自身抗体导致的自身免疫性疾病。常累及多系统、多器官，其中以肾脏受累最为常见。狼疮性肾炎的临床表现为有不同程度的蛋白尿、血尿、水肿、高血压和肾功能损害。现将食疗方介绍如下。

（1）八宝粥：芡实、薏米、白扁豆、莲子、山药、红枣、桂圆、百合各 6g，大米 150g，将八味中药煎水适量，煎煮 40 分钟，大米 150g 淘净，加入上述药物中，继续煮烂成粥。分顿调糖食用。适用于使用环磷酰胺后，恶心、呕吐、纳差等症状。本方可减少环磷酰胺对胃肠道的刺激并有一定的利尿消肿作用。

（2）二母水鱼蒸：水鱼（即甲鱼）一只（约 500g），贝母 5g，知母 5g，前胡 5g，杏仁 5g；将水鱼去头和内脏，切块放入大碗中，加入上述药物，黄酒适量，盐少许，加水没过鱼块，放入蒸锅中蒸 1 小时，趁热分顿食用。适用于狼疮性肾炎患者五心烦热，潮热盗汗，关节酸痛，咽痛口干，证属阴虚内热者。

（3）竹叶石膏煮粳米粥：鲜竹叶 200g，生石膏 100g，粳米 100g；鲜竹叶洗净后与生石膏一起加水 1 000ml 煮，水开 10 分钟后去渣，用竹叶石膏水煮粳米粥。每天 2~3 次。适用于狼疮性肾炎高热（高温 39℃以上），证属热毒炽盛者。

4. 糖尿病肾病

糖尿病肾病是糖尿病常见的并发症，是糖尿病全身微血管病变表现之一。临床特征为蛋白尿、渐进性肾功能损害、高血压、水肿，晚期出现严重的肾功能损害，是糖尿病患者主要的死亡原因之一。

（1）山药莲子汤：鲜山药 100g，莲子 10 枚，莲须 10g，共煮取汁，一次服用。功效：益气、健脾、生血。适用于糖尿病肾病脾胃虚弱，易疲倦者。

（2）玉米车前饮：玉米须 10g，车前子 20g，甘草 10g，将原料加水至 500ml 煎汁适量，弃渣温服，每天 3 次。适用于糖尿病肾病湿热内蕴,小便不利者。

(3) 苦瓜炖豆腐:苦瓜250g(去瓤)切片,豆腐200g;食油烧开后,将瓜片倒入锅内煸炒,加盐、酱油、葱花等佐料,添汤,放入豆腐一起炖熟。淋香油调味,随饭食用。功效:豆腐益气和中、生津润燥、清热解毒。主治目赤、消渴等症。苦瓜含有类似胰岛素的物质,有显著降血糖的作用。适用于糖尿病肾病之气阴两虚、口干、乏力等症。

(4) 海带冬瓜甜汤:海带200g,紫菜50g,冬瓜250g,无花果20g;冬瓜去皮、瓤,洗净切成小方块。海带用水浸发,洗去咸味。无花果洗净。用6碗水煲冬瓜、海带、无花果,煲约2小时,下紫菜,滚片刻即成。适用于糖尿病肾病之水肿,营养不良者。

(5) 枸杞子蒸鸡:枸杞子15g,母鸡1只,料酒、姜、葱、调料各适量;将枸杞子、母鸡、料酒、姜葱、调料放在一起煮熟食,吃枸杞子和鸡肉,饮汤。功效是补益气血。适用于糖尿病肾病之气血不足,可补肾健脾,降低尿蛋白。

5. 痛风性肾病

尿酸体内积聚过多不仅可以沉积于关节,引起痛风性关节炎发作,还可以沉积于肾脏,引起痛风性肾病。痛风性肾病属于间质性肾炎,表现为夜尿增多,尿比重下降等肾小管功能损害症状,也可出现小分子蛋白尿、水肿、高血压等。随着病情进展,其后肾小球滤过率下降,肌酐及尿素氮升高,直至进入慢性肾衰竭。

(1) 土茯苓粳米粥:粳米50g,鲜土茯苓50g,莲子50g;将土茯苓、粳米、莲子淘洗干净,一同放入砂锅,加水适量,用旺

46 火烧开后转用小火煮成稀粥。功效是健脾化湿、利水消肿,用于痛风肾伴有蛋白尿者。

（2）薏苡仁粥:取适量的薏苡仁和白米,两者的比例约为3：1,薏苡仁先用水浸泡4-5小时,白米浸泡30分钟,然后两者混合,加水一起熬煮成粥。功效是健脾利尿,适用于痛风肾伴有水肿者。

（3）凉拌莴笋丝:海带丝300g,莴笋200g,盐、麻油、胡椒粉各适量;将海带丝洗净后,用沸水焯一下,备用;再将莴笋洗净,去皮后切成细丝;将两者混合后淋上麻油,撒上胡椒粉、盐,拌匀即可食用。功效是软坚散结,清热利水。适用于痛风肾伴有高血压、水肿者。

（4）炒丝瓜:丝瓜去皮洗净,切成薄片;油烧至九成热时,入葱煸香,放入丝瓜、姜、精盐翻炒;至丝瓜熟时即可。功效是清热利水。适用于痛风肾伴有湿热症状者。

四、每周特色食谱推荐(按食物成分表计算,可供不同情况患者参考,见表10-表21)

表10 患者年龄≤60岁,CKD1-2期,蛋白质30g,标准体重37.5kg,热量1 312.5kcal 一周食谱表

	星期一	星期二	星期三	星期四	星期五	星期六	星期天
早餐	(奶类)牛奶 200ml	(蛋类)鸡蛋 55g	(奶类)牛奶 200ml	生菜肉末粥:(蔬菜类)生菜 110g (肉类)瘦肉 20g (谷类)大米 30g	(奶类)牛奶 200ml	菜心肉丝炒粉:(蔬菜类)菜心 100g (肉类)瘦肉 25g (淀粉类)粉丝 80g	(奶类)酸奶 200g
	(薯类)红薯 80g	肉末粥:(肉类)瘦肉 10g (谷类)大米 25g	(薯类)红薯 50g		(淀粉类)水晶饼 65g		菜心银针粉:(蔬菜类)菜心 90g (淀粉类)小麦淀粉 70g
	(淀粉类)马蹄糕 50g	(淀粉类)水晶饼 25g	(淀粉类)马蹄糕 50g	(淀粉类)马蹄糕 50g			

	星期一	星期二	星期三	星期四	星期五	星期六	星期天
中餐	（淀粉类）炒粉丝 140g 胡萝卜炒肉片：（蔬菜类）胡萝卜 80g（肉类）瘦肉 35g （蔬菜类）炒菜心 50g	（淀粉类）炒银针粉 80g 土豆丝炒肉片：（薯类）土豆 80g（肉类）瘦肉 30g （蔬菜类）炒大白菜 60g	（谷类）米饭 50g 菜心炒肉片：（肉类）瘦肉 35g（蔬菜类）菜心 100g （淀粉类）炒粉 85g	小麦淀粉饺子：（淀粉类）小麦淀粉 100g（肉类）瘦肉 40g（蔬菜类）大白菜 200g	（谷类）米饭 50g 西红柿炒蛋：（蔬菜类）西红柿 140g（蛋类）鸡蛋 50g （淀粉类）马蹄糕 50g	藕粉鸡肉羹：（淀粉类）藕粉 110g（肉类）鸡肉 40g（蔬菜类）生菜 90g	（谷类）米饭 50g 南瓜蒸排骨：（肉类）排骨 50g（蔬菜类）南瓜 60g （蔬菜类）炒菜心 100g（薯类）红薯 50g
加餐	（水果类）苹果 100g	（水果类）水蜜桃 100g	（水果类）葡萄 100g	（水果类）苹果 100g	（水果类）雪梨 100g	（水果类）葡萄 100g	（水果类）西瓜 200g

续表

	星期一	星期二	星期三	星期四	星期五	星期六	星期天
晚餐	(谷类)米饭55g；(薯类)蒸山药80g；青瓜炒蛋：(蔬菜类)青瓜80g、(肉类)鸡蛋55g；(蔬菜类)炒菜心50g	(淀粉类)炒粉丝110g；(鱼类)清蒸鲩鱼40g；(蔬菜类)炒大白菜60g；(蔬菜类)蒸南瓜60g	(淀粉类)炒粉丝90g；(蔬菜类)炒苦瓜90g；木耳蒸鸡丝：(菌菇类)木耳10g、(肉类)鸡肉35g	(谷类)米饭50g；(淀粉类)炒粉丝70g；(鱼类)姜葱蒸鲩鱼45g；(蔬菜类)炒青瓜200g	菜心肉丝汤银针粉：(蔬菜类)菜心200g、(肉类)瘦肉35g、(淀粉类)小麦淀粉75g	米饭50g；冬瓜汤：(蔬菜类)冬瓜160g；土豆炒肉丝：(薯类)土豆110g、(肉类)瘦肉40g	(淀粉类)炒粉丝80g；西红柿炒蛋：(蔬菜类)西红柿60g、(蛋类)鸡蛋45g
油盐	盐3g，油25ml	盐3g，油25ml	盐3g，油25ml	盐3g，油25ml	盐3g，油25ml	盐3g，油25ml	盐3g，油25ml

续表

	星期一	星期二	星期三	星期四	星期五	星期六	星期天
营养含量	1 315kcal，蛋白质 30g，优质蛋白占 67%（20.23g）	1 312kcal，蛋白质 30g，优质蛋白占 73%（22.25g）	1 320kcal，蛋白质 30g，优质蛋白占 71%（21.65g）	1 318kcal，蛋白质 30g，优质蛋白占 66%（19.86g）	1 313kcal，蛋白质 30g，优质蛋白占 69%（20.58g）	1 313kcal，蛋白质 30g，优质蛋白占 70%（20.915g）	1 314kcal，蛋白质 30g，优质蛋白占 63%（20.09g）

表 11　患者年龄≤60 岁，CKD1-2 期，蛋白质 40g，标准体重 50kg，热量 1 750kcal 一周食谱表

	星期一	星期二	星期三	星期四	星期五	星期六	星期天
早餐	（奶类）牛奶 250ml （淀粉类）水晶饼 100g	（奶类）牛奶 250ml （淀粉类）水晶饼 100g	（奶类）酸奶 200g 菜心汤粉丝： （淀粉类）粉丝 100g （蔬菜类）菜心 80g	（肉类）鸡蛋 50g （淀粉类）水晶饼 100g	（奶类）牛奶 250ml （谷类）馒头 50g （淀粉类）饼 50g	（蛋类）鸡蛋 50g 菜心肉丝汤粉丝： （淀粉类）水晶 50g （蔬菜类）菜心 85g （肉类）瘦肉 30g （淀粉类）粉丝 70g	（奶类）酸奶 200g （淀粉类）炒粉丝 100g

续表

	星期一	星期二	星期三	星期四	星期五	星期六	星期天
中餐	(淀粉类)炒粉丝 145g 芹菜炒肉片: (蔬菜类)芹菜 150g (肉类)瘦肉 65g (蔬菜类)炒菜心 100g	(谷类)炒银针粉 85g 苦瓜炒肉片: (蔬菜类)苦瓜 100g (肉类)瘦肉 50g (薯类)炒土豆丝 150g	(谷类)米饭 100g 菜心炒肉片: (肉类)瘦肉 50g (蔬菜类)菜心 120g (薯类)红薯 130g (淀粉类)藕粉 55g	(谷类)米饭 100g (淀粉类)炒粉丝 75g (肉类)姜葱蒸鲩鱼 80g (蔬菜类)炒青瓜 250g	(谷类)米饭 50g 苦瓜炒蛋: (蔬菜类)苦瓜 150g (蛋类)鸡蛋 60g (淀粉类)凉拌粉条 110g	(谷类)米饭 100g 丝瓜炒鸡丝: (肉类)鸡肉 40g (蔬菜类)丝瓜 150g (淀粉类)炒粉丝 70g (淀粉类)水晶饼 50g	(谷类)米饭 100g 西红柿炒蛋: (蔬菜类)西红柿 100g (蛋类)鸡蛋 50g (肉类)蒸排骨 90g (薯类)红薯 100g
加餐	(水果类)苹果 100g	(水果类)水蜜桃 100g	(水果类)苹果 100g	(水果类)火龙果 100g	(水果类)雪梨 100g	(水果类)猕猴桃 100g	(水果类)番石榴 100g

	星期一	星期二	星期三	星期四	星期五	星期六	星期天
晚餐	(谷类)米饭 50g (薯类)红薯 80g 青瓜炒蛋：(蔬菜类)青瓜 100g (蛋类)鸡蛋 60g (蔬菜类)炒菜心 100g	(蔬菜类)蒸南瓜 100g (蔬菜类)蒜蓉生菜 100g 鱼片汤粉丝：(肉类)鲩鱼片 65g (淀粉类)粉丝 100g	(淀粉类)炒粉丝 100g (蔬菜类)炒青瓜 200g 木耳蒸鸡丝：(菌菇类)木耳 10g (肉类)鸡肉 50g	(蔬菜类)炒生菜 150g 小麦淀粉饺子：(淀粉类)淀粉 100g (肉类)瘦肉 45g (蔬菜类)大白菜 150g	菜心肉丝汤银针粉：(蔬菜类)菜心 150g (肉类)瘦肉 55g (淀粉类)小麦淀粉 80g	(蔬菜类)清炒菜心 100g 冬瓜肉丝汤银针粉：(蔬菜类)冬瓜 150g (肉类)瘦肉 35g (淀粉类)小麦淀粉 100g	(蔬菜类)清炒莴笋 100g (蔬菜类)炒大白菜 100g 菜心汤银针粉：(蔬菜类)菜心 100g (淀粉类)小麦淀粉 115g
油盐	盐 3g,油 25ml	盐 3g,油 25ml	盐 3g,油 25ml	盐 3g,油 25ml	盐 3g,油 25ml	盐 3g,油 25ml	盐 3g,油 25ml

	星期一	星期二	星期三	星期四	星期五	星期六	星期天
营养含量	1 751kcal, 蛋白质 40g, 优质蛋白占 74% (29.05g)	1 753kcal, 蛋白质 40g, 优质蛋白占 75% (28.815g)	1 750kcal, 蛋白质 40g, 优质蛋白占 66% (27.06g)	1 750kcal, 蛋白质 40g, 优质蛋白占 71% (30.06g)	1 754kcal, 蛋白质 40g, 优质蛋白占 69% (27.02g)	1 759kcal, 蛋白质 40g, 优质蛋白占 69% (29.495g)	1 748kcal, 蛋白质 40g, 优质蛋白占 70% (28.27g)

表 12 患者年龄≤60 岁, CKD1-2 期, 蛋白质 50g, 标准体重 62.5kg, 热量 2 187.5kcal 一周食谱表

	星期一	星期二	星期三	星期四	星期五	星期六	星期天
早餐	(淀粉类)马蹄糕 100g 生菜肉末粥: (蔬菜类)生菜 100g (肉类)瘦肉 50g (谷类)大米 20g	(奶类)牛奶 250ml (加工肉类)生肉包 100g	(奶类)酸奶 200g 菜心肉丝汤银针粉: (蔬菜类)菜心 100g (肉类)瘦肉 35g (淀粉类)小麦淀粉 80g	(奶类)牛奶 250ml 胡萝卜炒粉丝: (蔬菜类)胡萝卜 50g (淀粉类)粉丝 100g	(奶类)酸奶 200g 菜心肉丝汤银针粉: (蔬菜类)菜心 80g (肉类)瘦肉 50g (淀粉类)小麦淀粉 100g	(奶类)牛奶 250ml (加工肉类)生肉包 100g	(奶类)酸奶 200g 山药肉粥: (薯类)山药 100g (肉类)瘦肉 35g (谷类)大米 30g

	星期一	星期二	星期三	星期四	星期五	星期六	星期天
早餐	(谷类)馒头 50g	(淀粉类)水晶饼 50g	(谷类)米饭 50g	(蛋类)鸡蛋 50g		(淀粉类)水晶饼 100g	(淀粉类)马蹄糕 100g
中餐	小麦淀粉饺子：(淀粉类)小麦淀粉 145g (肉类)瘦肉 70g (蔬菜类)大白菜 200g	(谷类)米饭 50g 西红柿炒蛋：(蔬菜类)西红柿 150g (蛋类)鸡蛋 60g (薯类)红薯 300g	南瓜蒸排骨：(蔬菜类)南瓜 100g (肉类)排骨 35g (肉类)豉油鸡 35g	(薯类)红薯 200g 藕粉鸡肉羹：(淀粉类)藕粉 150g (肉类)鸡肉 40g (蔬菜类)生菜 100g	(淀粉类)炒粉丝 175g 南瓜蒸排骨：(蔬菜类)南瓜 150g (肉类)排骨 70g (蔬菜类)炒苦瓜 150g	(谷类)米饭 50g 节瓜肉丝煮粉丝：(蔬菜类)节瓜 150g (肉类)瘦肉 70g (淀粉类)粉丝 100g (蔬菜类)白灼菜心 100g	(谷类)米饭 100g (淀粉类)藕粉 100g (肉类)姜葱蒸鸡 60g

续表

	星期一	星期二	星期三	星期四	星期五	星期六	星期天
中餐		(淀粉类)藕粉 40g	(淀粉类)炒粉丝 150g				(蔬菜类)炒上海青 120g
加餐	(水果类)苹果 100g	(水果类)西瓜 250g	(水果类)葡萄 100g	(水果类)雪梨 100g	(水果类)猕猴桃 100g	(水果类)水蜜桃 100g	(水果类)苹果 100g
晚餐	(谷类)米饭 50g；(淀粉类)炒粉丝 200g；(蔬菜类)蒜蓉炒青瓜 200g	(蔬菜类)蒜蓉蒸丝瓜 100g；青菜肉汤银针粉：(蔬菜类)菜心 100g (肉类)瘦肉 75g (淀粉类)小麦淀粉 175g	(蔬菜类)水煮芥蓝 100g；西红柿鸡蛋汤粉丝：(淀粉类)粉丝 140g (蔬菜类)西红柿 250g (蛋类)鸡蛋 50g	(淀粉类)炒粉丝 55g；土豆炒肉丝：(谷类)土豆 100g (肉类)瘦肉 35g	(蔬菜类)炒菜心 100g；西红柿炒蛋：(蔬菜类)西红柿 200g (蛋类)鸡蛋 50g	(淀粉类)炒粉丝 50g；(薯类)红薯 200g；(肉类)鸡翅 50g	(淀粉类)粉条 200g；(肉类)清蒸草鱼腩 50g；(蔬菜类)蒜蓉炒油麦菜 200g

续表

	星期一	星期二	星期三	星期四	星期五	星期六	星期天
晚餐	(肉类)姜葱蒸鲩鱼 40g			(蔬菜类)白灼菜心 100g (蔬菜类)丝瓜汤(丝瓜 100g)	(淀粉类)藕粉 50g (蔬菜类)炒菜心 100g	(蔬菜类)炒青瓜 150g	(蔬菜类)冬瓜汤(冬瓜 300g)
油盐	盐 3g, 油 25ml	盐 3g, 油 25ml	盐 3g, 油 25ml	盐 3g, 油 25ml	盐 3g, 油 25ml	盐 3g, 油 25ml	盐 3g, 油 25ml
营养含量	2 194kcal，蛋白质 50g，优质蛋白占 61%（34.495g）	2 187kcal，蛋白质 50g，优质蛋白占 71%	2 198kcal，蛋白质 50g，优质蛋白占 66%（38.4g）	2 186kcal，蛋白质 50g，优质蛋白占 61%（34.21g）	2 191kcal，蛋白质 50g，优质蛋白占 63%（34.74g）	2 188kcal，蛋白质 50g，优质蛋白占 73%	2 202kcal，蛋白质 50g，优质蛋白占 66%（35.5g）

表 13　患者年龄≤60 岁，CKD3-5 期，蛋白质 30g，标准体重 50kg，热量 1 750kcal 一周食谱表

	星期一	星期二	星期三	星期四	星期五	星期六	星期天
早餐	(奶类)牛奶 200ml (薯类)红薯 150g (淀粉类)马蹄糕 100g	(肉类)鸡蛋 50g (淀粉类)藕粉 40g (淀粉类)水晶饼 100g	(奶类)牛奶 200ml (薯类)红薯 100g (淀粉类)马蹄糕 100g	(淀粉类)马蹄糕 100g 生菜肉末粥： (蔬菜类)生菜 100g (肉类)瘦肉 20g (谷类)大米 25g	(奶类)牛奶 200ml (淀粉类)水晶饼 100g	菜心肉丝炒粉丝： (蔬菜类)菜心 75g (肉类)瘦肉 25g (淀粉类)粉丝 100g	(奶类)酸奶 200g 菜心银针粉： (蔬菜类)菜心 80g (淀粉类)小麦淀粉 120g
中餐	(淀粉类)炒粉丝 150g	(谷类)炒银针粉 100g	(淀粉类)炒粉丝 150g	(淀粉类)藕粉 30g	(谷类)米饭 50g		(谷类)米饭 50g

续表

	星期一	星期二	星期三	星期四	星期五	星期六	星期天
中餐	青瓜炒蛋： (蔬菜类)青瓜100g (蛋类)鸡蛋50g	土豆丝炒肉片： (薯类)土豆100g (肉类)瘦肉30g (蔬菜类)炒菜心50g	菜心炒肉片： (肉类)瘦肉30g (蔬菜类)菜心100g	小麦淀粉饺子： (淀粉类)小麦淀粉150g (肉类)瘦肉30g (蔬菜类)大白菜200g	西红柿炒蛋： (蔬菜类)西红柿160g (蛋类)鸡蛋50g (淀粉类)粉条55g (淀粉类)马蹄糕50g	藕粉鸡肉羹： (淀粉类)藕粉150g (肉类)鸡肉30g (蔬菜类)碎生菜100g	南瓜蒸排骨： (肉类)排骨35g (蔬菜类)南瓜100g (蛋类)鸡蛋50g (薯类)红薯100g
加餐	(水果类)苹果100g	(水果类)水蜜桃100g	(水果类)葡萄100g	(水果类)苹果100g	(水果类)雪梨100g	(水果类)葡萄100g	(水果类)西瓜250g
晚餐	(谷类)米饭50g	(淀粉类)炒粉丝100g	(淀粉类)炒粉丝130g	(谷类)米饭50g		(谷类)米饭50g	(淀粉类)藕粉25g

续表

	星期一	星期二	星期三	星期四	星期五	星期六	星期天
晚餐	菜心瘦肉粉丝：(蔬菜类)菜心100g (肉类)瘦肉25g (淀粉类)粉丝105g	(肉类)清蒸鲩鱼40g (蔬菜类)炒生菜50g	(蔬菜类)炒苦瓜100g 木耳蒸鸡丝：(菌菇类)木耳10g (肉类)鸡肉25g	(淀粉类)炒粉丝100g (肉类)姜葱蒸鲩鱼50g (蔬菜类)炒青瓜100g	菜心肉丝汤银针粉：(蔬菜类)菜心200g (肉类)瘦肉25g (淀粉类)小麦淀粉100g	(淀粉类)炒粉丝75g 土豆炒肉丝：(薯类)土豆100g (肉类)瘦肉40g (蔬菜类)冬瓜汤(冬瓜100g)	(蔬菜类)炒生菜100g 西红柿炒粉丝：(淀粉类)粉丝125g (蔬菜类)西红柿60g
油盐	盐3g, 油25ml	盐3g, 油25ml	盐3g, 油25ml	盐3g, 油25ml	盐3g, 油25ml	盐3g, 油25ml	盐3g, 油25ml
营养含量	1 759kcal, 蛋白质30g, 优质蛋白占59% (18.235g)	1 750kcal, 蛋白质30g, 优质蛋白占62% (20.955g)	1 760kcal, 蛋白质30g, 优质蛋白占59% (19.62g)	1 755kcal, 蛋白质30g, 优质蛋白占60% (20.285g)	1 750kcal, 蛋白质30g, 优质蛋白占62% (19.915g)	1 756kcal, 蛋白质30g, 优质蛋白占62% (18.985g)	1 754kcal, 蛋白质30g, 优质蛋白占63% (20.09g)

表 14　患者年龄≤60 岁，CKD3-5 期，蛋白质 40g，标准体重 67kg，热量 2 345kcal 一周食谱表

	星期一	星期二	星期三	星期四	星期五	星期六	星期天
早餐	(奶类)牛奶250ml 胡萝卜炒粉丝: (蔬菜类)胡萝卜100g (淀粉类)粉丝150g	(奶类)牛奶250ml (蛋类)鸡蛋50g (淀粉类)藕粉100g	(奶类)酸奶200g 菜心汤粉丝: (淀粉类)粉丝155g (蔬菜类)菜心100g	(奶类)牛奶250ml (蛋类)鸡蛋50g	(奶类)牛奶250ml (谷类)馒头50g	(淀粉类)粉条100g (蛋类)鸡蛋50g	(奶类)酸奶200g (薯类)红薯150g (淀粉类)马蹄糕125g
中餐	(淀粉类)水晶饼100g 青瓜炒肉: (蔬菜类)青瓜300g (肉类)瘦肉50g	水晶饺: (蔬菜类)小麦淀粉200g (肉类)瘦肉35g (蔬菜类)大白菜100g (蔬菜类)水煮芥菜100g	茄子煲: (蔬菜类)茄子170g (肉类)瘦肉40g (淀粉类)炒粉丝200g	蒜蓉粉丝蒸扇贝: (淀粉类)粉丝130g (肉类)扇贝40g (淀粉类)水晶饼100g (谷类)米饭50g	(肉类)白灼虾50g (淀粉类)炒粉丝200g (淀粉类)水晶饼100g	菜心肉丝汤粉丝: (蔬菜类)菜心100g (肉类)瘦肉40g (淀粉类)粉丝180g (肉类)砂锅鱼头100g	菜心肉汤银钱粉: (蔬菜类)菜心150g (淀粉类)小麦淀粉200g (谷类)米饭50g

续表

	星期一	星期二	星期三	星期四	星期五	星期六	星期天
中餐	(淀粉类)马蹄糕60g (薯类)红薯150g		(蔬菜类)炒油麦菜100g (淀粉类)藕粉80g	(薯类)红薯100g	(蔬菜类)炒菜心140g	(蔬菜类)炒大白菜200g	(肉类)清蒸鱼腩50g
加餐	(水果类)水蜜桃100g	(水果类)苹果100g	(水果类)西瓜250g	(水果类)葡萄100g	(水果类)雪梨100g	(水果类)猕猴桃100g	(水果类)苹果100g
晚餐	(谷类)米饭100g (淀粉类)藕粉100g	(薯类)红薯250g (蔬菜类)炒青瓜100g	(谷类)米饭50g (肉类)姜葱鸡50g	(淀粉类)粉条200g (肉类)白切鸡60g	(谷类)米饭50g (淀粉类)藕粉95g	(淀粉类)粉条125g (肉类)叉烧50g	(淀粉类)粉条185g (蔬菜类)炒蒜苗120g

续表

	星期一	星期二	星期三	星期四	星期五	星期六	星期天
晚餐	西红柿炒蛋：(蔬菜类)西红柿 250g (蛋类)鸡蛋 50g (蔬菜类)炒菜心 100g	瘦肉炒粉丝：(淀粉类)粉丝 125g (肉类)瘦肉 35g (蔬菜类)炒大白菜 100g	百合炒木耳：(蔬菜类)百合 50g (菌菇类)木耳 10g (蔬菜类)蒸南瓜 160g	(蔬菜类)炒苦瓜 100g (蔬菜类)白灼菜心 100g	(肉类)豉油鸡 50g (蔬菜类)炒节瓜 200g	(蔬菜类)蒸丝瓜 200g (蔬菜类)水晶饼 75g	(肉类)豉汁蒸鸡腿 60g (蔬菜类)蒜蓉蒸丝瓜 200g
油盐	盐 3g，油 25ml	盐 3g，油 25ml	盐 3g，油 25ml	盐 3g，油 25ml	盐 3g，油 25ml	盐 3g，油 25ml	盐 3g，油 25ml
营养含量	2 347kcal，蛋白质 40g，优质蛋白占 64%	2 356kcal，蛋白质 40g，优质蛋白占 74%	2 350kcal，蛋白质 40g，优质蛋白占 62%	2 345kcal，蛋白质 40g，优质蛋白占 79%	2 357kcal，蛋白质 40g，优质蛋白占 68%	2 353kcal，蛋白质 40g，优质蛋白占 69%	2 347kcal，蛋白质 40g，优质蛋白占 66%

表 15 患者年龄≤60 岁,CKD3-5 期,蛋白质 50g,标准体重 83kg,热量 2 905kcal 一周食谱表

	星期一	星期二	星期三	星期四	星期五	星期六	星期天
早餐	(谷类)馒头 50g 生菜肉末粥: (蔬菜类)生菜 100g (肉类)瘦肉 50g (谷类)大米 25g (淀粉类)马蹄糕 100g	(奶类)牛奶 250ml (加工肉类)生肉包 100g (淀粉类)水晶饼 100g	(奶类)酸奶 200g 芥蓝炒粉丝: (淀粉类)粉丝 150g (蔬菜类)芥蓝 100g (蛋类)鸡蛋 50g	(奶类)牛奶 250ml 菜心鸡蛋汤粉丝: (蔬菜类)菜心 50g (蛋类)鸡蛋 60g (淀粉类)粉丝 65g (薯类)红薯 200g	(奶类)酸奶 200g (淀粉类)炒粉丝 120g (淀粉类)水晶饼 75g	(奶类)牛奶 250ml (肉类)生肉包 100g (淀粉类)马蹄糕 100g	(奶类)酸奶 200g 山药肉粥: (薯类)山药 100g (肉类)瘦肉 45g (谷类)大米 25g (淀粉类)马蹄糕 100g (淀粉类)藕粉 50g

	星期一	星期二	星期三	星期四	星期五	星期六	星期天
中餐	(淀粉类)水晶饼 100g 小麦淀粉饺子: (淀粉类)小麦淀粉 200g (肉类)瘦肉 80g (蔬菜类)大白菜 200g	(谷类)米饭 100g 西红柿炒蛋: (蔬菜类)西红柿 250g (蛋类)鸡蛋 60g (淀粉类)藕粉 125g (谷类)红薯 200g	(谷类)米饭 100g 南瓜蒸排骨: (蔬菜类)南瓜 200g (肉类)排骨 35g (淀粉类)炒粉丝 120g (淀粉类)藕粉 75g	(谷类)米饭 100g 藕粉鸡肉羹: (淀粉类)藕粉 100g (肉类)鸡肉 35g (蔬菜类)生菜 125g (蔬菜类)炒菜心 100g (淀粉类)马蹄糕 100g	(淀粉类)炒粉丝 130g 南瓜蒸排骨: (蔬菜类)南瓜 200g (肉类)排骨 70g (淀粉类)米饭 120g (蔬菜类)炒苦瓜 150g	(淀粉类)藕粉 100g 节瓜瘦肉粉丝汤: (蔬菜类)节瓜 200g (肉类)瘦肉 35g (淀粉类)粉丝 200g (蔬菜类)白灼菜心 100g (蛋类)鸡蛋 50g	(谷类)米饭 100g 山药蒸鸡: (薯类)山药 250g (肉类)鸡肉 50g (蔬菜类)炒上海青 150g (淀粉类)藕粉 100g (淀粉类)水晶饼 100g

	星期一	星期二	星期三	星期四	星期五	星期六	星期天
加餐	(水果类)苹果 150g	(水果类)西瓜 250g	(水果类)葡萄 150g	(水果类)雪梨 150g	(水果类)猕猴桃 100g	(水果类)水蜜桃 100g	(水果类)苹果 150g
晚餐	(谷类)米饭 100g (淀粉类)炒粉丝 200g (蔬菜类)蒜蓉炒青瓜 280g 菜心肉汤银针粉：(蔬菜类)菜心 100g (肉类)瘦肉 70g (淀粉类)小麦淀粉 230g	(蔬菜类)蒜蓉蒸丝瓜 80g (淀粉类)炒粉丝 200g 菜心肉丝汤银针粉：(蔬菜类)菜心 100g (肉类)瘦肉 40g (淀粉类)小麦淀粉 205g	(蔬菜类)炒西红柿 200g (肉类)豉油鸡 40g 菜心肉丝汤银针粉：(蔬菜类)菜心 100g (肉类)瘦肉 40g (淀粉类)小麦淀粉 205g	(薯类)炒土豆 100g (淀粉类)藕粉 100g 胡萝卜瘦肉炒粉丝：(蔬菜类)胡萝卜 50g (肉类)瘦肉 35g (淀粉类)粉丝 200g	(蔬菜类)炒生菜 100g (蔬菜类)炒西红柿 200g 菜心鸡蛋肉丝银针粉：(蔬菜类)菜心 100g (蛋类)鸡蛋 60g (肉类)瘦肉 45g (淀粉类)小麦淀粉 200g	(谷类)米饭 100g (薯类)红薯 300g (淀粉类)藕粉 125g	(淀粉类)粉条 200g (肉类)清蒸鱼腩 50g (蔬菜类)蒜蓉炒油麦菜 200g

续表

	星期一	星期二	星期三	星期四	星期五	星期六	星期天
晚餐	(肉类)姜葱蒸鲩鱼35g			(蔬菜类)丝瓜汤(丝瓜150g)		(肉类)鸡翅40g (蔬菜类)炒青瓜150g	(蔬菜类)冬瓜汤(冬瓜300g)
油盐	盐3g,油25ml	盐3g,油25ml	盐3g,油25ml	盐3g,油25ml	盐3g,油25ml	盐3g,油25ml	盐3g,油25ml
营养含量	2 905kcal,蛋白质50g,优质蛋白占65%	2 917kcal,蛋白质50g,优质蛋白占69%	2 915kcal,蛋白质50g,优质蛋白占70%	2 907kcal,蛋白质50g,优质蛋白占62%	2 917kcal,蛋白质50g,优质蛋白占70%	2 905kcal,蛋白质50g,优质蛋白占67%	2 917kcal,蛋白质50g,优质蛋白占63%

表16 患者年龄>60岁,CKD1-2期,蛋白质30g,标准体重37.5kg,热量1 125kcal 一周食谱表

	星期一	星期二	星期三	星期四	星期五	星期六	星期天
早餐	(奶类)牛奶 200ml	(蛋类)鸡蛋 50g	(奶类)牛奶 200ml	(淀粉类)马蹄糕 50g	(奶类)牛奶 200ml		(奶类)酸奶 200g
早餐	(薯类)红薯 50g	肉末粥：(肉类)瘦肉 20g (谷类)大米 25g	(淀粉类)炒粉丝 60g	生菜肉末粥：(蔬菜类)生菜 100g (肉类)瘦肉 25g (谷类)大米 25g	(淀粉类)水晶饼 50g	菜心肉丝炒粉丝：(蔬菜类)菜心 100g (肉类)瘦肉 20g (淀粉类)粉丝 70g	菜心炒粉丝：(淀粉类)粉丝 50g (蔬菜类)菜心 50g
	(淀粉类)马蹄糕 50g	(淀粉类)水晶饼					
中餐	(淀粉类)炒粉丝 90g	(谷类)炒银针粉 60g	(谷类)米饭 50g	(谷类)米饭 50g	(谷类)米饭 50g		(谷类)米饭 50g

续表

	星期一	星期二	星期三	星期四	星期五	星期六	星期天
中餐	胡萝卜炒肉片：(蔬菜类)胡萝卜 100g (肉类)瘦肉 35g	土豆丝炒肉片：(薯类)土豆 70g (肉类)瘦肉 25g	菜心炒肉片：(肉类)瘦肉 30g (蔬菜类)菜心 120g	(淀粉类)炒粉丝 65g	西红柿炒蛋：(蔬菜类)西红柿 150g (蛋类)鸡蛋 50g	藕粉鸡肉羹：(淀粉类)藕粉 80g (肉类)鸡肉 40g (蔬菜类)碎生菜 100g	西红柿炒蛋：(蔬菜类)西红柿 150g (蛋类)鸡蛋 50g
	(蔬菜类)炒菜心 100g	(蔬菜类)炒上海青 50g	(淀粉类)马蹄糕 50g	(肉类)姜葱蒸鲩鱼 50g	(淀粉类)马蹄糕 50g		(肉类)排骨 45g
			(薯类)红薯 50g	(蔬菜类)炒青瓜 200g			
加餐	(水果类)苹果 100g	(水果类)水蜜桃 100g	(水果类)葡萄 100g	(水果类)苹果 100g	(水果类)雪梨 100g	(水果类)葡萄 100g	(水果类)西瓜 200g
晚餐	(谷类)米饭 50g	(淀粉类)炒粉丝 80g	(淀粉类)炒粉丝 50g			(谷类)米饭 50g	(蔬菜类)炒生菜 100g
	(薯类)蒸山药 80g	(肉类)清蒸鲩鱼 35g	(蔬菜类)炒苦瓜 150g			(蔬菜类)冬瓜汤(冬瓜 150g)	(蔬菜类)南瓜 100g

续表

	星期一	星期二	星期三	星期四	星期五	星期六	星期天
晚餐	青瓜炒蛋： （蔬菜类）青瓜100g （蛋类）鸡蛋50g	（蔬菜类）炒菜心 80g	木耳蒸鸡丝： （菌菇类）木耳10g （肉类）鸡肉40g	小麦淀粉饺子： （淀粉类）小麦淀粉60g （肉类）瘦肉30g （蔬菜类）大白菜150g	菜心肉丝汤银针粉： （蔬菜类）菜心150g （肉类）瘦肉40g （淀粉类）小麦淀粉45g	土豆炒肉丝： （薯类）土豆100g （肉类）瘦肉40g	菜心炒银针粉： （蔬菜类）菜心50g （淀粉类）小麦淀粉55g
	（蔬菜类）炒生菜50g						
油盐	盐3g，油25ml	盐3g，油25ml	盐3g，油25ml	盐3g，油25ml	盐3g，油25ml	盐3g，油25ml	盐3g，油25ml
营养含量	1132kcal，蛋白质30g，优质蛋白占68%	1142kcal，蛋白质30g，优质蛋白占71%	1131kcal，蛋白质30g，优质蛋白占70%	1131kcal，蛋白质30g，优质蛋白占66%	1137kcal，蛋白质30g，优质蛋白占73%	1139kcal，蛋白质30g，优质蛋白占67%	1131kcal，蛋白质30g，优质蛋白占69%

表17 患者年龄>60岁，CKD1-2期，蛋白质40g，标准体重50kg，热量1 500kcal 一周食谱表

	星期一	星期二	星期三	星期四	星期五	星期六	星期天
早餐	(奶类)牛奶 250ml (淀粉类)水晶饼 50g	(奶类)牛奶 250ml (淀粉类)马蹄糕 100g	(奶类)酸奶 200g 菜心粉丝汤：(淀粉类)粉丝 60g (蔬菜类)菜心 100g	(蛋类)鸡蛋 50g (淀粉类)水晶饼 50g	(奶类)牛奶 250ml (谷类)馒头 50g	菜心肉丝汤粉丝：(蔬菜类)菜心 100g (肉类)瘦肉 30g (淀粉类)粉丝 100g	(奶类)酸奶 200g (淀粉类)炒粉丝 85g
中餐	(淀粉类)藕粉 35g (淀粉类)炒粉丝 100g	(谷类)米饭 100g	(淀粉类)炒粉丝 150g		(淀粉类)水晶饼 50g (谷类)米饭 50g	(蔬菜类)清炒菜心 100g	(肉类)豉汁蒸排骨 75g

	星期一	星期二	星期三	星期四	星期五	星期六	星期天
中餐	芹菜炒肉片: (蔬菜类)芹菜 100g (肉类)瘦肉 60g	苦瓜炒肉片: (蔬菜类)苦瓜 200g (肉类)瘦肉 45g	木耳蒸鸡丝: (菌菇类)木耳 10g (肉类)鸡肉 50g	小麦淀粉饺子: (淀粉类)小麦淀粉 110g (肉类)瘦肉 50g (蔬菜类)大白菜 200g	苦瓜炒蛋: (蔬菜类)苦瓜 100g (蛋类)鸡蛋 60g	冬瓜肉丝汤银针粉: (蔬菜类)冬瓜 250g (肉类)瘦肉 35g (淀粉类)小麦淀粉 100g	菜心汤银针粉: (蔬菜类)菜心 150g (淀粉类)小麦淀粉 80g
加餐	(蔬菜类)炒西葫芦 125g	(薯类)炒土豆丝 100g (淀粉类)藕粉 50g			(淀粉类)凉拌粉条 60g		(蔬菜类)清炒莴笋 150g
	(水果类)苹果 100g	(水果类)水蜜桃 100g	(水果类)苹果 100g	(水果类)火龙果 100g	(水果类)雪梨 100g	(水果类)猕猴桃 100g	(水果类)番石榴 100g

续表

	星期一	星期二	星期三	星期四	星期五	星期六	星期天
晚餐	(谷类)米饭 50g	(蔬菜类)蒜蓉生菜 200g	(谷类)米饭 50g	(谷类)米饭 50g		(谷类)米饭 50g	(谷类)米饭 50g
	(薯类)红薯 50g	(薯类)蒸南瓜 200g	(薯类)红薯 100g	(淀粉类)炒粉丝 70g		(蛋类)鸡蛋 50g	(薯类)红薯 100g
	青瓜炒蛋：(蔬菜类)青瓜 150g (蛋类)鸡蛋 60g	鱼片粉丝汤：(肉类)鲩鱼片 50g (淀粉类)粉丝 90g	菜心炒肉片：(肉类)瘦肉 50g (蔬菜类)菜心 150g	(肉类)姜葱蒸鲩鱼 60g	菜心肉丝汤银针粉：(蔬菜类)菜心 150g (肉类)瘦肉 60g (淀粉类)小麦淀粉 60g	丝瓜炒鸡丝：(肉类)鸡肉 30g (蔬菜类)丝瓜 250g	西红柿炒蛋：(蔬菜类)西红柿 100g (蛋类)鸡蛋 60g
	(蔬菜类)炒菜心 200g		(蔬菜类)炒青瓜 150g	(蔬菜类)白灼菜心 150g (蔬菜类)炒青瓜 250g		(蔬菜类)炒上海青 100g (淀粉类)水晶饼 30g	(蔬菜类)炒生菜 150g

续表

	星期一	星期二	星期三	星期四	星期五	星期六	星期天
油盐	盐3g，油25ml	盐3g，油25ml	盐3g，油25ml	盐3g，油25ml	盐3g，油25ml	盐3g，油25ml	盐3g，油25ml
营养含量	1 513kcal，蛋白质40g，优质蛋白占73%	1 506kcal，蛋白质40g，优质蛋白占66%	1 513kcal，蛋白质40g，优质蛋白占66%	1 511kcal，蛋白质40g，优质蛋白占67%	1 512kcal，蛋白质40g，优质蛋白占72%	1 512kcal，蛋白质40g，优质蛋白占65%	1 504kcal，蛋白质40g，优质蛋白占67%

表18 患者年龄>60岁，CKD1-2期，蛋白质50g，标准体重62.5kg，热量1 875kcal一周食谱表

	星期一	星期二	星期三	星期四	星期五	星期六	星期天
早餐	(谷类)馒头50g 生菜肉末粥： (蔬菜类)生菜100g (肉类)瘦肉50g (谷类)大米35g (淀粉类)马蹄糕50g	(奶类)牛奶250ml (加工肉类)生肉包100g (淀粉类)水晶饼50g	(奶类)酸奶200g 菜心肉丝汤银针粉： (蔬菜类)菜心100g (肉类)瘦肉35g (淀粉类)小麦淀粉80g	(奶类)牛奶250ml 鸡蛋炒粉丝： (蛋类)鸡蛋60g (淀粉类)粉丝50g (薯类)红薯50g	(奶类)酸奶200g 菜心汤粉丝： (蔬菜类)菜心100g (淀粉类)粉丝70g	(奶类)牛奶250ml (加工肉类)生肉包100g (淀粉类)藕粉40g	(奶类)酸奶200g 山药肉粥： (薯类)山药100g (肉类)瘦肉35g (谷类)大米25g (淀粉类)马蹄糕50g

	星期一	星期二	星期三	星期四	星期五	星期六	星期天
中餐	(谷类)米饭 50g 小麦淀粉饺子:(淀粉类)小麦淀粉 100g (肉类)瘦肉 65g (蔬菜类)大白菜 200g (薯类)红薯 100g (淀粉类)藕粉 60g	西红柿炒蛋:(蔬菜类)西红柿 200g (蛋类)鸡蛋 60g	(谷类)米饭 100g 南瓜蒸排骨:(蔬菜类)南瓜 200g (肉类)排骨 50g (肉类)蚝油鸡 40g (淀粉类)马蹄糕 50g	(蔬菜类)清炒菜心 150g 藕粉鸡肉羹:(淀粉类)藕粉 90g (肉类)鸡肉 35g (蔬菜类)生菜 150g	(蔬菜类)南瓜 200g 青菜肉丝银针粉:(蔬菜类)菜心 100g (肉类)瘦肉 35g (淀粉类)小麦淀粉 100g (蔬菜类)炒苦瓜 100g (肉类)蒸排骨 75g	(蔬菜类)白灼菜心 100g 节瓜肉丝蒸粉丝:(蔬菜类)节瓜 200g (肉类)瘦肉 55g (淀粉类)粉丝 100g (淀粉类)水晶饼 50g	(谷类)米饭 100g (淀粉类)藕粉 80g (肉类)姜葱蒸鸡 75g (蔬菜类)炒上海青 200g
加餐	(水果类)苹果 150g	(水果类)西瓜 250g	(水果类)葡萄 150g	(水果类)雪梨 150g	(水果类)猕猴桃 150g	(水果类)水蜜桃 150g	(水果类)苹果 150g

续表

	星期一	星期二	星期三	星期四	星期五	星期六	星期天
晚餐	(谷类)米饭100g (淀粉类)炒粉丝150g (蔬菜类)蒜蓉炒青瓜200g (肉类)姜葱蒸鲩鱼55g	(蔬菜类)蒜蓉蒸丝瓜100g 菜心肉汤银针粉:(蔬菜类)菜心100g,(肉类)瘦肉80g,(淀粉类)小麦淀粉100g	(淀粉类)炒粉丝150g (蔬菜类)水煮芥蓝100g 西红柿炒蛋:(蔬菜类)西红柿200g,(蛋类)鸡蛋50g	(谷类)米饭100g (薯类)炒土豆150g 胡萝卜瘦肉炒粉丝:(蔬菜类)胡萝卜60g,(淀粉类)粉丝75g,(肉类)瘦肉35g (蔬菜类丝瓜汤(丝瓜200g)	(淀粉类)炒粉丝60g (谷类)米饭100g 西红柿炒蛋:(蔬菜类)西红柿200g,(蛋类)鸡蛋55g (蔬菜类)炒上海青150g	(谷类)米饭100g (薯类)红薯100g (蔬菜类)炒青瓜300g (肉类)鸡翅60g	(淀粉类)粉条150g (肉类)清蒸鱼腩50g (蔬菜类)蒜蓉炒油麦菜200g (蔬菜类)冬瓜汤(冬瓜250g)
油盐	盐3g,油25ml	盐3g,油25ml	盐3g,油25ml	盐3g,油25ml	盐3g,油25ml	盐3g,油25ml	盐3g,油25ml
营养含量	1892kcal,蛋白质50g,优质蛋白占65%	1891kcal,蛋白质50g,优质蛋白占74%	1898kcal,蛋白质50g,优质蛋白占73%	1887kcal,蛋白质50g,优质蛋白占62%	1882kcal,蛋白质50g,优质蛋白占66%	1880kcal,蛋白质50g,优质蛋白占70%	1876kcal,蛋白质50g,优质蛋白占73%

表 19 患者年龄 >60 岁，CKD3-5 期，蛋白质 30g，标准体重 50kg，热量 1 500kcal 一周食谱表

	星期一	星期二	星期三	星期四	星期五	星期六	星期天
早餐	(奶类)牛奶 200ml (淀粉类)马蹄糕 100g	(蛋类)鸡蛋 50g 肉末粥:(肉类)瘦肉 20g (谷类)大米 25g	(奶类)牛奶 200ml (薯类)红薯 100g	(淀粉类)马蹄糕 100g 生菜肉末粥:(蔬菜类)生菜 100g (肉类)瘦肉 20g (谷类)大米 25g	(奶类)牛奶 200ml (淀粉类)水晶饼 50g	菜心肉丝炒粉丝:(蔬菜类)菜心 100g (肉类)瘦肉 25g (淀粉类)粉丝 75g	(奶类)酸奶 200g 菜心银针粉:(蔬菜类)菜心 100g (淀粉类)小麦淀粉 95g
中餐	(薯类)红薯 100g (淀粉类)炒粉丝 100g 胡萝卜炒肉片:(蔬菜类)胡萝卜 100g (肉类)瘦肉 35g	(淀粉类)水晶饼 50g (谷类)米饭 50g 土豆丝炒肉片:(薯类)土豆 100g (肉类)瘦肉 20g	(淀粉类)马蹄糕 100g (谷类)米饭 50g 菜心炒肉片:(肉类)瘦肉 30g (蔬菜类)菜心 100g	(谷类)米饭 100g (肉类)姜葱蒸鲩鱼 50g	(谷类)米饭 50g 西红柿炒蛋:(蔬菜类)西红柿 200g (蛋类)鸡蛋 50g	藕粉鸡肉羹:(淀粉类)藕粉 100g (肉类)鸡肉 35g (蔬菜类)碎生菜 100g	(淀粉类)炒粉丝 70g 西红柿炒蛋:(蔬菜类)西红柿 100g (蛋类)鸡蛋 50g

续表

	星期一	星期二	星期三	星期四	星期五	星期六	星期天
中餐		(蔬菜类)炒菜心 100g (淀粉类)藕粉 70g	(淀粉类)炒粉条 95g	(蔬菜类)炒青瓜 125g (淀粉类)藕粉 90g	(淀粉类)粉条 65g		(蔬菜类)炒上海青 100g
加餐	(水果类)苹果 100g	(水果类)水蜜桃 100g	(水果类)葡萄 100g	(水果类)苹果 100g	(水果类)雪梨 100g	(水果类)葡萄 100g	(水果类)西瓜 200g
晚餐	(谷类)米饭 50g (薯类)蒸山药 200g 青瓜炒蛋： (蔬菜类)青瓜 100g (蛋类)鸡蛋 50g	(淀粉类)炒粉丝 100g (肉类)清蒸鲩鱼 25g (蔬菜类)炒油麦菜 50g	(淀粉类)炒粉 100g (蔬菜类)炒苦瓜 150g 木耳蒸鸡肉： (菌菇类)木耳 10g (肉类)鸡肉 35g	小麦淀粉饺子： (淀粉类)小麦淀粉 100g (肉类)瘦肉 40g (蔬菜类)大白菜 100g	(蔬菜类)炒青瓜 200g 菜心肉丝汤银针粉： (蔬菜类)菜心 130g (肉类)瘦肉 30g (淀粉类)小麦淀粉 100g	(淀粉类)炒粉丝 85g 土豆炒肉丝： (薯类)土豆 100g (肉类)瘦肉 35g	(谷类)米饭 50g (薯类)红薯 100g 南瓜蒸排骨： (肉类)排骨 45g (蔬菜类)南瓜 100g

	星期一	星期二	星期三	星期四	星期五	星期六	星期天
晚餐	(淀粉类)藕粉 55g					(蔬菜类)冬瓜汤(冬瓜200g)	(淀粉类)水晶饼 25g
油盐	盐3g, 油25ml	盐3g, 油25ml	盐3g, 油25ml	盐3g, 油25ml	盐3g, 油25ml	盐3g, 油25ml	盐3g, 油25ml
营养含量	1512kcal, 白质30g, 优质蛋白占68%	1500kcal, 白质30g, 优质蛋白占63%	1507kcal, 白质30g, 优质蛋白占68%	1500kcal, 白质30g, 优质蛋白占68%	1505kcal, 白质30g, 优质蛋白占65%	1516kcal, 白质30g, 优质蛋白占64%	1504kcal, 白质30g, 优质蛋白占68%

表 20　患者年龄 >60 岁，CKD3-5 期，蛋白质 40g，标准体重 67kg，热量 2 010kcal 一周食谱表

	星期一	星期二	星期三	星期四	星期五	星期六	星期天
早餐	(奶类)牛奶 250ml (淀粉类)藕粉 55g (淀粉类)水晶饼 50g	(奶类)牛奶 250ml (淀粉类)藕粉 70g (蛋类)鸡蛋 50g	(奶类)酸奶 200g 菜心汤粉丝：(淀粉类)粉丝 100g (蔬菜类)菜心 80g	(奶类)牛奶 250ml (蛋类)鸡蛋 50g (淀粉类)水晶饼 50g	(奶类)牛奶 250ml (谷类)馒头 50g (淀粉类)马蹄糕 100g	(淀粉类)粉条 95g (淀粉类)水晶饼 50g	(奶类)酸奶 200g (薯类)红薯 100g (淀粉类)粉条 65g

	星期一	星期二	星期三	星期四	星期五	星期六	星期天
中餐	(蔬菜类)炒青瓜 300g 胡萝卜瘦肉炒粉丝: (蔬菜类)胡萝卜 100g (淀粉类)粉丝 150g (肉类)瘦肉 50g (淀粉类)马蹄糕 100g	(淀粉类)炒银针粉 80g 水晶饺: (淀粉类)小麦淀粉 150g (肉类)瘦肉 45g (蔬菜类)菜心 200g (蔬菜类)水煮芥菜 100g	(淀粉类)炒粉丝 120g 百合炒木耳: (蔬菜类)百合 50g (菌菇类)木耳 10g (肉类)豉油鸡 30g (蔬菜类)炒菜心 100g	(谷类)米饭 50g (薯类)红薯 150g (淀粉类)炒粉丝 150g (肉类)蒸草鱼 40g	藕粉鸡肉羹: (淀粉类)藕粉 140g (肉类)鸡肉 50g (蔬菜类)碎生菜 200g	(蔬菜类)炒油麦菜 150g 菜心肉丝汤粉丝: (蔬菜类)菜心 200g (肉类)瘦肉 35g (淀粉类)粉丝 155g (蛋类)鸡蛋 50g	(蔬菜类)炒蒜苗 100g 青菜汤银针粉: (蔬菜类)菜心 150g (淀粉类)小麦淀粉 160g (肉类)清蒸鱼腩 50g
加餐	(水果类)水蜜桃 150g	(水果类)苹果 150g	(水果类)西瓜 150g	(水果类)葡萄 100g	(水果类)雪梨 100g	(水果类)猕猴桃 150g	(水果类)苹果 150g

续表

	星期一	星期二	星期三	星期四	星期五	星期六	星期天
晚餐	(谷类)米饭 50g	(蔬菜类)炒粉丝 100g	(谷类)米饭 100g	(淀粉类)粉条 135g	(谷类)米饭 100g	(谷类)米饭 100g	(谷类)米饭 100g
	(薯类)红薯 200g	(薯类)红薯 250g	(淀粉类)藕粉 100g	(肉类)白切鸡 50g	(淀粉类)水晶饼 100g	(肉类)叉烧 50g	(淀粉类)炒粉丝 100g
	西红柿炒蛋：(蔬菜类)西红柿 200g (蛋类)鸡蛋 50g	(蔬菜类)大白菜 150g	茄子煲：(蔬菜类)茄子 150g (肉类)瘦肉 60g	(蔬菜类)炒苦瓜 150g	(肉类)基围虾 45g	(蔬菜类)蒸丝瓜 200g	(肉类)蒸鸡腿 60g
	(蔬菜类)炒菜心 150g	(蔬菜类)炒青瓜 100g	(蔬菜类)蒸南瓜 100g	(蔬菜类)白灼菜心 100g	(蔬菜类)炒瓜 200g	(淀粉类)藕节 50g	(蔬菜类)蒜蓉蒸丝瓜 200g
油盐	盐 3g, 油 25ml	盐 3g, 油 25ml	盐 3g, 油 25ml	盐 3g, 油 25ml	盐 3g, 油 25ml	盐 3g, 油 25ml	盐 3g, 油 25ml
营养含量	2 018kcal, 蛋白质 40g, 优质蛋白占 64%	2 020kcal, 蛋白质 40g, 优质蛋白占 62%	2 019kcal, 蛋白质 40g, 优质蛋白占 61%	2 015kcal, 蛋白质 40g, 优质蛋白占 78%	2 014kcal, 蛋白质 40g, 优质蛋白占 69%	2 011kcal, 蛋白质 40g, 优质蛋白占 61%	2 011kcal, 蛋白质 40g, 优质蛋白占 65%

表21 患者年龄>60岁，CKD3-5期，蛋白质50g，标准体重83kg，热量2 490kcal 一周食谱表

	星期一	星期二	星期三	星期四	星期五	星期六	星期天
早餐	(淀粉类)马蹄糕 100g 生菜肉末粥： (蔬菜类)生菜 100g (肉类)瘦肉 50g (谷类)大米 35g	(奶类)牛奶 250ml (加工肉类)生肉包 100g	(奶类)酸奶 200g 鸡蛋炒粉丝： (蛋类)鸡蛋 50g (淀粉类)粉丝 60g	(奶类)牛奶 250ml 丝瓜汤粉丝： (蔬菜类)丝瓜 100g (淀粉类)粉丝 50g	(奶类)酸奶 200g 菁菜肉丝银针粉： (蔬菜类)菜心 100g (肉类)瘦肉 45g (淀粉类)小麦淀粉 200g	(奶类)牛奶 250ml (加工肉类)生肉包 100g	(奶类)酸奶 200g 山药肉粥： (薯类)山药 100g (肉类)瘦肉 45g (谷类)大米 25g
中餐	(谷类)馒头 50g	(淀粉类)水晶饼 100g (薯类)红薯 250g	(淀粉类)藕粉 60g (蔬菜类)蒸南瓜 200g	(薯类)红薯 100g (淀粉类)马蹄糕 100g	(淀粉类)炒粉丝 120g	(淀粉类)水晶饼 100g	(淀粉类)马蹄糕 100g (淀粉类)粉条 150g

续表

	星期一	星期二	星期三	星期四	星期五	星期六	星期天
中餐	小麦淀粉饺子：(淀粉类)小麦淀粉205g (肉类)瘦肉65g (蔬菜类)大白菜250g	西红柿炒蛋：(蔬菜类)西红柿250g (蛋类)鸡蛋60g	菜心肉丝汤银针粉：(蔬菜类)菜心100g (肉类)瘦肉35g (淀粉类)小麦淀粉200g (肉类)排骨40g	鸡肉藕粉羹：(淀粉类)藕粉160g (肉类)鸡肉45g (蔬菜类)生菜200g (蔬菜类)炒油麦菜100g	南瓜蒸排骨：(蔬菜类)南瓜250g (肉类)排骨70g (蔬菜类)炒苦瓜150g	节瓜肉丝煮粉丝：(蔬菜类)节瓜200g (肉类)瘦肉75g (淀粉类)粉丝150g	(肉类)清蒸鱼腩50g (蔬菜类)蒜蓉炒油麦菜200g (蔬菜类)冬瓜汤(冬瓜200g)
加餐	(水果类)苹果150g	(水果类)西瓜250g	(水果类)葡萄100g	(水果类)雪梨150g	(水果类)猕猴桃150g	(水果类)水蜜桃150g	
晚餐	(谷类)米饭100g	(蔬菜类)蒜蓉蒸丝瓜250g (谷类)米饭100g	(谷类)米饭100g	(谷类)米饭100g	(谷类)米饭100g	(谷类)米饭100g	(谷类)米饭100g

续表

	星期一	星期二	星期三	星期四	星期五	星期六	星期天
晚餐	(淀粉类)炒粉丝 200g	(淀粉类)藕粉 55g	(肉类)豉油鸡 45g	(蛋类)鸡蛋 50g	(淀粉类)炒粉丝 100g	(薯类)红薯 260g	(淀粉类)藕粉 95g
	(蔬菜类)蒜蓉炒青瓜 250g	菜心瘦肉汤银针粉:(蔬菜类)菜心 200g (肉类)瘦肉 60g (淀粉类)小麦淀粉 200g	西红柿炒粉丝:(蔬菜类)西红柿 250g (淀粉类)粉丝 100g	胡萝卜瘦肉炒粉丝:(蔬菜类)胡萝卜 100g (肉类)瘦肉 35g (淀粉类)粉丝 140g	西红柿炒蛋:(蔬菜类)西红柿 200g (蛋类)鸡蛋 60g	(淀粉类)藕粉 100g	粉丝炒鸡肉:(淀粉类)粉丝 150g (肉类)鸡肉 65g
	(肉类)姜葱蒸鲩鱼 50g		(蔬菜类)水煮芥蓝 100g	(薯类)炒土豆 150g (蔬菜类)丝瓜汤(丝瓜 100g)	(蔬菜类)炒油麦菜 100g	(肉类)鸡翅 50g (蔬菜类)炒青瓜 250g	(蔬菜类)炒上海青 150g
油盐	盐 3g,油 25ml	盐 3g,油 25ml	盐 3g,油 25ml	盐 3g,油 25ml	盐 3g,油 25ml	盐 3g,油 25ml	盐 3g,油 25ml
营养含量	2 502kcal, 蛋白质 50g, 优质蛋白占 63%	2 502kcal, 蛋白质 50g, 优质蛋白占 65%	2 497kcal, 蛋白质 50g, 优质蛋白占 71%	2 493kcal, 蛋白质 50g, 优质蛋白占 63%	2 494kcal, 蛋白质 50g, 优质蛋白占 70%	2 493kcal, 蛋白质 50g, 优质蛋白占 74%	2 496kcal, 蛋白质 50g, 优质蛋白占 72%

饮 食 问 答

1. **我现在肌酐大于 $200\mu mol/L$,到底哪些东西能吃?哪些不能吃?**

按照我们上文所说的,我们的基本原则是优质低蛋白饮食,可适当补充优质蛋白,如瘦肉,鸡肉,鱼肉,鸡蛋,牛奶等,以保证营养,但总的量不能太多,要"低"。具体计算方法可参照上述章节。不能吃的东西主要是各类煲汤的汤水,杨桃。还要看具体的病情,如尿酸高,不能吃海鲜、内脏、喝啤酒等;如血钾偏高,不能吃含钾高的食物等。

2. **都说肾功能不好了之后,就不能煲汤喝了,这是为什么呢?**

肉类放水熬制,嘌呤会随之溶解到汤中,如时间越长,溶解的嘌呤会越多。喝了汤之后,嘌呤进入血液,会转变成尿酸,造成血液中尿酸增多。肾功能不好的患者,肾脏排尿酸的能力已有所下降,如果血液中产生的尿酸增加的话,会造成尿酸的堆积,加重肾脏损害。

3. 如果再也不煲汤喝,那岂不是没办法补充营养了?

"肉类煲成汤才有营养"这是一种误解。其实,营养就在肉本身,只要吃了肉,就摄入了营养。通过煲汤以外的方法烹调,不会引起嘌呤的过多释放,何乐而不为呢?

4. 我现在贫血比较重,血红蛋白才 7g/L,要怎么吃才能补回去呢?

肾脏病贫血主要的原因包括两点,一是造血原料的不足,如铁、叶酸等缺乏;二是造血动力的不足,即肾脏合成促红细胞生成素减少。食疗方面可以适当多吃含铁、叶酸高的食物,如黑木耳、桂圆、银耳、深绿叶蔬菜(如西蓝花、菠菜、芦笋)等,当然要注意血钾的情况。也可通过一些中药汤剂,如四物汤、当归补血汤等增加造血的动力。

5. 豆类及豆制品可以吃吗,为什么?

一般来说,豆类当中,黄豆、黑豆所含的营养成分是优质蛋白,其他豆类都是非优质蛋白。因为我们提倡慢性肾脏病患者食用优质低蛋白,所以要尽量避免食用非优质蛋白。也就是说,除黄豆、黑豆以外,其他的豆类不提倡吃。但黄豆和黑豆提倡吃,特别是豆制品,既是优质蛋白类食物,又在制作过程中减少了嘌呤的含量,比单纯吃豆类更好。

6. 为什么不能吃杨桃呢?

杨桃具有一种神经毒性的物质,一般人都可以通过肾脏排泄。但肾功能下降的患者,无法完全排泄,所以可能出现中毒,中毒后可出现顽固性呃逆、肢体麻木、肌力下降、皮肤感觉异常、失眠、兴奋、思维紊乱、癫痫发作、嗜睡、昏迷、腹泻、血尿等中毒症状,重者可危及生命。

7. 黑色的食物,如黑豆、木耳等是不是有护肾的作用?

首先,要清楚西医学上的"肾"是解剖学意义上的肾脏,中医学的"肾"是一个功能的概念,两者不能混为一谈。中医认为黑色入肾,黑色的食物对于中医学"肾气"是有一定的固护作用的。慢性肾脏病患者是西医解剖学上的"肾"受损伤了,这时吃黑色的食物并不能修复这种损伤。这些黑色食物往往含钾量比较高,对于容易高钾血症的慢性肾脏病患者并不适合。

8. 海鱼算是海鲜吗?可以吃吗?

海鲜不能吃是因为海鲜普遍含嘌呤比较高,摄入太多会对肾脏有损伤。海鱼含尿酸也高,因此慢性肾脏病患者最好也少吃或者不吃。

9. 能吃火锅吗?

吃火锅一般都会涮肉,肉类涮过之后,嘌呤会随之溶解到汤中,而且吃火锅时间往往比较长,汤底溶解的嘌呤都会比较多。喝了汤之后,会引起血尿酸升高,加重肾脏损害。因此不建议吃火锅,即使要吃,也尽量不喝汤底。

10. 我抽血检查总是反复高钾,吃东西应注意什么?

血液中的钾主要是靠肾脏排泄的,慢性肾脏病患者肾脏排泄功能下降,因此血钾排不出去,就很容易升高。一般深颜色的食物含钾都比较高,如黑木耳、香菇、西红柿、香蕉、橙子、深绿色蔬菜等,吃东西时要尽量避免。而一些吊瓜类如黄瓜、丝瓜等含钾比较少,可以多吃。还有一个小技巧,就是所有的食物烹调之前,都在滚开的水中涮一下再制作,这样食物中的钾会留在水中,从而减少钾的摄入。

11. 我们是一家人一起吃饭的,怎样才能比较好地把握我自己可以吃的分量呢?

有两种方法,一种是自己与家人分开煮;一种是一家人一起煮好了,用一个小盘子把自己可以吃的分量装上来。这样才能比较好地掌握自己的分量。

12. 怎样制作麦淀粉饮食?

麦淀粉有很多种制作方法,这里推荐几种供参考。准备材料:麦淀粉 300g,开水 150g,面粉 20g,湿清洁棉布一块。将麦淀粉放进盘中,刚开的水冲进麦淀粉中,以匙调匀,湿洁布盖上 10 分钟后,用力擦匀使用。用这样调制的麦淀粉可制多种食品。①就这样做成丸子(大小像甜汤丸子)蒸熟,放进冰箱保存,用时拿出翻蒸后食用。②加入一定量的红薯和奶粉、鸡蛋,可做成丸子或其他形状,作为早餐时食用。③加入土豆泥和少量糯米粉后煎成煎饼食用。④加入小量肉丝,成为肉丝饼。⑤用这样调制的粉皮做成饺子,如白菜饺,番茄蛋饺子等。⑥压成四方形蒸熟后切成条,可汤可炒。⑦如果有家庭式的打面机,还可制成面条食用。制作麦淀粉时水多些少些都是可以的,多些则软滑,少些则爽口,可以根据自己加入什么辅料,做什么食品,适当加减水分。

13. 吃麦淀粉之后胃不舒服,有什么办法可以缓解吗?

有两种办法,一种是多加水分制作,比如做成麦淀粉糊。另一种办法是制作时适当加多点面粉,这样对胃会比较好。当然,面粉含非优质蛋白的量比麦淀粉多很多,因此,如果胃没有不舒服,应当尽量不加。同时建议麦淀粉饮食和普通主食可以合理安排同餐进食,增加味觉和视觉的适应度。

14. 肾病患者的喝水有什么要求吗?

一般来说,如果尿量正常,肢体没有水肿,可以正常饮水。如果尿量减少或水肿比较明显,那么喝水的量可以这样计算:前一天尿量的总量加 500ml 水。

15. 每天可以吃的油大概是多少,用什么油比较好?

每天摄入的油是 25~30g,一般以植物油为好,比如花生油、菜籽油、橄榄油等植物油,家庭采购时注意常换品种,食用油品种的多样化能给我们提供脂肪酸和营养平衡保障。

16. 自从注意饮食控制之后,人越来越瘦了,这样好不好?

消瘦可能是营养不良的表现,营养不良对于慢性肾脏病也是不好的。这些往往是因为饮食控制太过,营养摄入不足引起的。因此要注意,饮食控制不等于要饿肚子,还是要保持足够的热量摄入,比如多吃一些麦淀粉类食物或青菜。

轻松运动篇

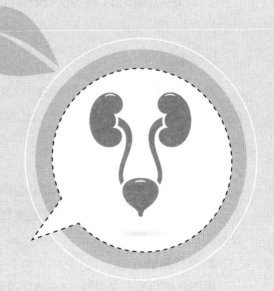

基 础 知 识

一、运动量的计算原则及操作方法

(一) 概述

慢性肾脏病患者的运动要结合个人的身体条件、兴趣爱好、运动场合、疾病的限制等综合考虑,应选择适当的项目和运动方法,遵循以下四个原则:

1. 动态生活

对于平常缺乏身体活动的人,一定要改变静态活动生活方式,增加身体活动水平,这些能使健康状态和生活质量得到改善。

2. 坚持运动

机体各种功能用进废退,只有经常锻炼,才能获得持久的效果。

3. 平稳运动

低强度、短时间的身体活动对促进健康的作用相对有限，循序渐进地增加身体活动时间、频度、强度，规律、持续、科学地运动，才能更好地获益。

4. 量力而行

运动时应以个人体质为度，且要量力而行。体质差的人应该从低强度的运动开始锻炼，逐渐增量。

（二）基本概念

1. 运动的分类

运动的分类方法有很多种，与我们慢性肾脏病相关的，主要是按能量代谢分类：

（1）有氧运动：有氧运动是指躯干、四肢等大肌肉群参与为主、有节律、时间较长、能维持在一个稳定状态的身体活动，如长跑、步行、骑车、游泳等。

这类活动需要氧气参与能量供应，以有氧代谢为主要供能途径。有助于增进心肺功能，能提高骨密度，减少体内脂肪蓄积、控制不健康的体重增加。

（2）无氧运动：指以无氧代谢为主要供能途径的身体活动形式，一般为肌肉的强力收缩活动，不能维持一个稳定的状态。如：拎、抬重物，俯卧撑，100 米短跑等。

无氧运动同样有促进心血管健康和改善血糖调节能力等方面的作用，特别是对骨骼、关节和肌肉的强壮作用更大，可延缓身体运动功能的丧失，有助于预防老年人的骨折和跌倒事件的发生。

2. 身体活动强度

指单位时间内身体活动的能量消耗水平或对人体生理刺激的程度,一般以此来衡量运动量的合适程度。

评定强度的指标:评定运动强度的指标有很多,一些测量方法如最大摄氧量、代谢当量等过于专业化,不适合我们慢性肾脏病患者平时自我测量。一般我们提倡使用简单的评定方法,如心率、自觉疲劳分级等。

1)心率:最简单、最易测量的生理指标。

成年人安静时的正常心率为 60~100 次/min,用心率来评定运动强度的方法被国内外广泛应用。其测量可用脉搏代替,脉搏计数法即停止运动后 5~10 秒开始测定的脉搏数(单位:次/min)。

我们最常用的方法是:年龄减算法,即运动适宜心率=170–年龄。如一位 70 岁的患者,运动时的适宜心率为:170–70=100 次/min。

第二种方法是靶心率的方法,靶心率是指能获得最佳运动效果并能确保安全的心率。一般来说,最大的心率=220–年龄,那么当心率达到最大心率的 60%~75% 时,身体活动强度达到了中等强度。如同样一位 70 岁的患者,最大心率为:220–70=150 次/min,达到中等强度的适宜心率为 150×(60%~75%)=90~112 次/min。

2)自觉疲劳分级:以受试者自我感觉来评价运动负荷的指标。

以个体主观用力和疲劳感的程度来判断身体活动的强度,可参考下表(表 22)进行判断,其中 5~6 级表示达到了中

表 22　自我感知运动强度量表

运动强度级别(级)	自我感觉
0	休息状态
1-2	很弱
3-4	温和
5-6	中等
7-8	疲倦感
9-10	非常疲倦

等强度活动水平。这个方法更为简单,但带有较大的主观性。

一般来说,在运动后,特别是在开始锻炼后,会有轻重不等的疲乏感,但随着锻炼的经常化,适应性增强,疲乏感会随之渐渐消失。如果在健身锻炼一段时间后,不仅不觉得轻松愉快、精力充沛,反而感到困乏越来越重,甚至产生厌倦感,这说明运动量过大,应当做出适当调整。

3) 身体活动时间:指进行一次活动所持续的时间,通常以分钟表示。

这也是一个简单的衡量指标。当然,这个指标有一定的局限性,因为同样的活动量可以在短时间内高强度完成,也可以维持较低的活动强度,较长时间完成。但前者运动伤害的风险往往较大。

身体启动活动反应需要 5~10 分钟。即人体开始活动后,心跳、呼吸加快,循环血量增加,代谢加速,产热增加等。这些反应是保障身体活动健康安全的生理基础。因此,每次运动前建议热身活动的时间至少应达到 10 分钟,才能更好地保障运动的安全和获益。

4）身体活动频度：指一段时间内进行身体活动的次数，一般以"周"为单位。

例如：每周5天、每次30分钟的活动可以表示为每周150分钟。

中等强度的有氧运动，应每天进行、坚持不懈。如果个人或环境条件有限，可以有间断，但不应超过2天，且每周需达到5-7天。如果进行高强度的锻炼，频度可以更低，建议每周至少3次。这样才能起到运动锻炼的效果。

5）千步当量：人体各种身体活动的能量消耗量可以用千步当量数值来统一度量，即以千步当量作为尺子。

例如：以4km/h中速步行10分钟的活动量=1个千步当量，也等于洗盘子或熨烫衣服15分钟，也等于慢跑3分钟。

推荐慢性肾脏病患者每天身体活动量应达到3~8个千步当量，看个体病情及体质决定，活动内容可包括有氧运动、体育文娱活动、改善肌肉关节功能的活动和日常生活工作中的身体活动。

（三）运动的自我监测

运动量适宜与否主要靠自身判断，可以参考以下指标自己进行判断：

1. 运动时稍出汗，轻度呼吸加快、不影响对话，无明显气促。

2. 运动结束后心率在休息后5~10分钟恢复。

3. 运动后轻松愉快，食欲和睡眠良好，无持续疲劳感或其他不适感、疲乏、肌肉酸痛经短时休息可消失。

总体来说,适宜的运动之后,会稍感疲乏,但身心轻松愉快,食欲和睡眠保持良好,次日也能精力充沛,疲倦感消除,会有继续运动的欲望。

如果锻炼后大汗淋漓、头晕眼花、气喘胸闷,疲倦异常,脉搏在运动后 20 分钟内还没恢复,则说明运动量过大。这样会导致食欲减退,睡眠不佳,次日周身无力,肌肉酸软,无锻炼的欲望。反之,若锻炼后无出汗,脉搏没有明显增加,而且在 2 分钟内恢复至运动前的状态,则说明运动量不足,这样的锻炼没有任何效果。

二、中医的运动观念和思想

中医传统运动是以阴阳五行、五脏六腑、气血经络等理论为基础,以练形、调息、养神为特点,是自我身心同调的一种主动性锻炼方法,其动作招式与中医基础理论密切相关。《黄帝内经》指出"和于术数",其中的"术数"就是中国传统的导引、按摩等运动项目,能够起到愈病延年作用。名医华佗说:"人体欲得劳动,但不当使极耳,动摇则谷气得消。血脉流通,病不得生,譬犹户枢,终不朽也",所以创制了五禽戏,帮助人们锻炼身体。药王孙思邈在《备急千金要方》中指出:"养性之道,常欲小劳",所以这也是"生命在于运动"的道理。中医学自古就认为人类生命活动是动与静的综合体,积极倡导运动养生。其基本观念包括:

（一）动而不衰

早在春秋战国时期,运动就被作为健身、防病的手段。运动常与调息、存思、咽津、自我按摩等相配合进行。认为运动养生的意义在于:"流水不腐,户枢不蠹,动也。形气亦然,形不动则精不流,精不流则气郁。"意思是说,流水、户枢之所以不腐不蠹,就是时常运动所带来的好处。

（二）形神共养

中医认为,运动不仅要注意形体的保养,而且还要注意精神的摄养,使得形体健壮、精力充沛,二者相辅相成,相得益彰,才使身体和精神都得到均衡统一的发展。因此,古人创立了气功等健身方法,以意领气,驱邪防病,通过调心、调息、调身,使身心融为一体,气血周流,百脉通畅,脏腑调和,以达到强身保健的目的。

（三）劳逸适度

正常范围内的"劳"和"逸"是人体正常生命活动中所必要的。如果劳逸失度,则是导致各种疾病的重要因素。华佗认为"人体欲得劳动,但不当使极耳。动摇则谷气得消,血脉流通,病不得生。"意思是说,人体应有适当的运动,但不能过度疲劳。运动能够促进食物的消化吸收,血脉畅通,不易得病,以保持身体的健康。

(四) 动静结合

中医认为,养生需要动静结合。"天地本乎阴阳,阴阳主乎动静,人身一阴阳也,阴阳一动静也。动静合宜,气血和畅,百病不生,乃得尽其天年"。意思是说,人身之阴需要静,人身之阳需要动,从而提出了静以养阴,动以养阳的主张。人体要保持"阴平阳秘"的健康状态,就必须动静适宜,切忌过动过静,否则就会造成阴阳偏颇,导致疾病。

中医运动观念源远流长,贯穿始终。总而言之,适度的运动可以使学习、生活、工作充满活力与兴趣,改善睡眠质量,提高工作效率,增强机体对疾病的抵抗力,达到强身益寿,延缓衰老目的。但一定要注意"动静结合",运动适度,才能对肾脏病本身有好处。

合理运动自我调节方法

一、中医传统运动疗法

传统运动疗法是我国中医学的宝贵遗产,通过身形活动、呼吸吐纳、心理调节等运动形式达到强身健体、养身防老的目的。其中包括太极拳、八段锦、五禽戏、易筋经等,这些运动强度适中,有利于调节阴阳,调理经络,是非常适合慢性肾脏病患者的运动方式。本书主要介绍太极拳、八段锦这两种简单易学的方法。

(一)太极拳

1. 太极拳的历史

太极拳的起源,民间有很多传说,我们这里不详说。太极拳的特点主要是:在古代导引、吐纳之术的基础上,汲取了各家拳法之长,结合了阴阳学和中医经络学,因而变得更为完善,功效方面亦更为显著。

中华人民共和国成立以来,太极拳进入了一个迅猛发展的阶段,发展出许多流派。其中流传较广、特点较为显著的有陈氏太极、杨氏太极、孙氏太极、吴氏太极等流派。尽管这些流派的开创者各有其人,太极拳的风格、体式也各有异处,但总体的套路和动作顺序基本一致,而练拳的目的和宗旨也都是强身健骨、健身治病、延年益寿。

2. 太极拳的养生功效

(1) 神经调节作用:太极拳运动强调调心、调息与调身三者的协调统一,能对大脑进行特殊锻炼,起到调摄精神、陶冶性情的作用。

(2) 有效锻炼肌肉:太极拳运动时需要重心交换,加之练习中有许多搂、转动作,利于增强身体各部位肌肉的耐力,坚持运动可改善身体柔韧性,达到一定的防止骨质疏松的作用。慢性肾脏病患者往往血钙偏低,做这项运动有益于改善这种临床现象。

(3) 提高心肺功能:太极拳动作舒缓,可使全身肌肉放松,长期练习利于心脏血液循环,可有效预防心脏病,这对于心血管疾病高发的慢性肾脏病患者也是非常有好处的。

3. 练习太极拳的动作要领

(1) 用意:打太极拳要求全神贯注,注意力高度集中。眼随手转,步随身动;动作连贯、圆活、稳健、协调。"用意,不用力",应当多以"意识""意念"去带动作,以意识引导动作,而不是靠多用"力气"去求得锻炼效果。

(2) 柔劲:太极拳是一种"柔性武术",其动作以柔劲为主。"柔、缓、松"是太极拳的基本特点。"柔"的运动方式,可使肌肉用力少,不至于过分紧张,对于锻炼肌肉、调节神经系统,有独到的作用。也特别适合年老体弱、病程较久的患者。

(3)缓和:太极拳要求以慢动作为主。这种"缓"的运动方式有三大好处:缓与柔在做动作时密切配合,对调和呼吸有积极的控制作用;"缓"可以节制体力消耗;"缓"还是"用意识引导动作"的基本要求,动作快了,意识便来不及引导,这也是太极拳必须要慢动作的主要道理。

(4)放松:太极拳要求行拳必须放松。太极拳的"松"要求在行拳中做到"无处不松""无时不松"。不但动作的主要部位,如手腕、臂、肩、胯等部位首先要放松,胸、腹、腰、背等处也必须做到"无处不松"。运动时,下肢要承载体重,虽然不能要求全部放松,但也要力求做到自然不紧张,更不能出现"怒目强项""挺胸拔腰"等紧张姿态。

4. 太极拳简化套路

(1)**起势**:①两脚开立,②两臂前举,③屈膝按掌。

(2)**野马分鬃**

第一组:①收脚抱球,②左转出步,③弓步分手。

第二组:①后坐撇脚,②跟步抱球,③右转出步,④弓步分手。

第三组:①后坐撇脚,②跟步抱球,③左转出步,④弓步分手。

(3)**白鹤亮翅**:①跟半步胸前抱球,②后坐举臂,③虚步分手。

(4)**搂膝拗步**

第一组:①左转落手,②右转收脚举臂,③出步屈肘,

④弓步搂推。

第二组：①后坐撇脚，②跟步举臂，③出步屈肘，④弓步搂推。

第三组：①后坐撇脚，②跟步举臂，③出步屈肘，④弓步搂推。

(5) 手挥琵琶：①跟步展手，②后坐挑掌，③虚步合臂。

(6) 倒卷肱：①两手展开，②提膝屈肘，③撤步错手，④后坐推掌。(重复三次)

(7) 左揽雀尾：①右转收脚抱球，②左转出步，③弓步掤臂，④左转随臂展掌，⑤后坐右转下捋，⑥左转出步搭腕，⑦弓步前挤，⑧后坐分手屈肘收掌，⑨弓步按掌。

(8) 右揽雀尾：①后坐扣脚、右转分手，②回体重收脚抱球，③右转出步，④弓步掤臂，⑤右转随臂展掌，⑥后坐左转下捋，⑦右转出步搭手，⑧弓步前挤，⑨后坐分手屈肘收掌，⑩弓步推掌。

(9) 单鞭：①左转扣脚，②右转收脚展臂，③出步勾手，④弓步推举。

(10) 云手：①右转落手，②左转云手，③并步按掌，④右转云手，⑤出步按掌。(重复两次)

(11) 单鞭：①斜落步右转举臂，②出步勾手，③弓步按掌。

(12) 高探马：①跟步后坐展手，②虚步推掌。

(13) 右蹬脚：①收脚收手，②左转出步，③弓步划弧，④合抱提膝，⑤分手蹬脚。

(14) 双峰贯耳：①收脚落手，②出步收手，③弓步贯拳。

（15）转身左蹬脚：①后坐扣脚，②左转展手，③回体重合抱提膝，④分手蹬脚。

（16）左下势独立：①收脚勾手，②蹲身仆步，③穿掌下势，④撇脚弓腿，⑤扣脚转身，⑥提膝挑掌。

（17）右下势独立：①落脚左转勾手，②蹲身仆步，③穿掌下势，④撇脚弓腿，⑤扣脚转身，⑥提膝挑掌。

（18）右玉女穿梭：①落步落手，②跟步抱球，③右转出步，④弓步推架。

（19）左玉女穿梭：①后坐落手，②跟步抱球，③左转出步，④弓步推架。

（20）海底针：①跟步落手，②后坐提手，③虚步插掌

（21）闪通臂：①收脚举臂，②出步翻掌，③弓步推架。

（22）搬拦捶：①后坐扣脚右转摆掌，②收脚握拳，③垫步搬捶，④跟步旋臂，⑤出步裹拳拦掌，⑥弓步打拳。

（23）如封似闭：①穿臂翻掌，②后坐收掌，③弓步推掌。

（24）十字手、收势：①后坐扣脚，②右转撇脚分手，③移重心扣脚划弧，④收脚合抱，⑤旋臂分手，⑥下落收势。

（二）八段锦

1. 八段锦的历史

健身气功八段锦的起源可以追溯到远古时代。相传在4 000多年以前，中原大地洪水泛滥，百姓因长期遭受雨水潮湿之害，导致筋骨萎缩而不健壮，气血瘀滞而不通。这时，一位智者发明了一种"舞"来治疗这些疾病。慢慢地，这种神奇的舞蹈便演变成我们所称的导引术，就是现代所称的八段锦。

八段锦简单易学,安全可靠,适合男女老少各种人群,长期练习可健身祛病、增加智慧。20世纪80年代开始,"八段锦"作为民族传统体育项目进入大专院校,极大地推动和发展了八段锦的理论和内涵。目前流行的八段锦已经过了细致的研究和修改,日趋大众化。

2. 八段锦的养生健身效果

(1) 防治心脑血管疾病:八段锦动作轻柔而舒缓,利于身体充分放松,精神调节。八段锦的基础姿势之一就是站桩,可提高腿部力量和平衡能力,加速下肢血液回流到头颈和躯干,从而使心、脑、肾等重要脏器的血液循环加强,达到预防心脑血管疾病的效果。

(2) 改善呼吸功能:八段锦运动时呼吸深长,可增加肺的换气功能,有利于氧气和二氧化碳的交换。对于慢性肾脏病患者的肺部功能调节有一定的作用。

(3) 强壮筋脉:八段锦以脊柱为中心,带动全身运动,通过脊柱的拉伸旋转,刺激、疏通任督二脉,具有整体调节、锻炼全身的效果。

3. 八段锦运动的要点

(1) 时间:没有特别的讲究,随时都可练习。做完整套八段锦一般只需13分钟左右,比较容易完成。

(2) 地点:没有特别的限制,可随地练习,如条件允许,最好选择空气清新、安静的地方。

(3) 频率:一般情况下,每周应不少于5次,可循环进行,每次15-30分钟。

(4) 动作要领:基本的要求是上体中正、下肢稳定;步型、步法、手型、手法清晰、准确、到位。要求动作柔和缓慢、圆活连贯、上下相随、节节贯穿，并且思想宁静、专一，配合动作平稳呼吸，吸气时提肛、收腹，呼气时松肛、松腹。

（5）注意事项：衣着宽松，避免风吹日晒，避免运动后冷水洗浴。慢性肾脏病患者如出现发热、肉眼血尿等情况时，应暂停练习。女性在月经期不宜练习。如运动中出现头晕、恶心等现象，也应暂停练习。还有就是收功时要慢慢进行，收功后不宜立即做重体力活。

4. 八段锦的基本动作

（1）双手托天理三焦：直立，两足分开，与肩同宽。两臂自然松垂身侧，然后徐徐自左右侧方上举至头顶，两手手指相叉、翻掌、掌心朝上如托天状，同时顺势踮两脚跟，托举数次后，双手转掌心朝下，沿体前缓缓按至小腹，还原。同时两脚跟轻轻着地。若配合呼吸，则上托时深吸气，复原时深呼气。

（2）左右开弓似射雕：直立，左足跨出一大步，身体下蹲作骑马式。两臂在胸前交叉，右臂在外，左臂在内，眼看左手，然后左手握拳，示指（食指）翘起向上，拇指伸直与示指成八字撑开。接着左臂向左推出并伸直，头随而左转，眼看左手示指，同时右手握拳，展臂向右平拉作拉弓状。动作复原后左右互换，反复进行数次。如配合呼吸，则展臂及拉弓时吸气，复原时呼气。

（3）调理脾胃须单举：自然站立，左手缓缓自体侧上举至头，翻转掌心向上，并向左外方用力举托，同时右手下按。举按数次后，左手沿体前缓缓下落，还原至体侧。右手举按动作同左手,唯方向相反。

(4) 五劳七伤往后瞧:自然站立,双脚与肩同宽,双手自然下垂,宁神调息,气沉丹田。头部微微向左转动,两眼目视左后方,稍停顿后,缓缓转正,再缓缓转向右侧,目视右后方稍停顿,转正。如此十数次。

(5) 摇头摆尾去心火:两足横开,双膝下蹲,成"骑马步"。上体正下,稍向前探,两目平视,双手反按在膝盖上,双肘外撑。以腰为轴,头脊要正,将躯干划弧摇转至左前方,左臂弯曲,右臂绷直,肘臂外撑,头与左膝呈一垂线,臀部向右下方撑劲,目视右足尖,稍停顿后,随即向相反方向,划弧摇至右前方。反复十数次。

(6) 两手攀足固肾腰:松静站立,两足平开,与肩同宽。两臂平举自体侧缓缓抬起至头顶上方转掌心朝上,向上作托举势。稍停顿,两腿绷直,以腰为轴,身体前俯,双手顺势攀足,稍作停顿,将身体缓缓直起,双手顺势起于头顶之上,两臂伸直,掌心向前,再自身体两侧缓缓下落于体侧。

(7) 攒拳怒目增力气:两足横开,两膝下蹲,呈"骑刀步"。双手握拳,拳眼向下。左拳向前方击出,顺势头稍向左转,两眼通过左拳凝视远方,右拳同时后拉。与左拳出击形成一种"争力"。随后,收回左拳,击出右拳,要领同前。反复十数次。

(8) 背后七颠把病消:直立,并足,两掌紧贴腿侧,两膝伸直,足跟并拢提起,离地数寸,同时昂首,作全身提举势。然后足跟轻轻着地复原。反复练习十数次。

二、慢性肾脏病患者参考运动处方

对于慢性肾脏病的患者,有很多人以为要多休息、少活动,以减少代谢产物,减轻肾脏负担。但实践证明,少活动在减少代谢产物的同时,也带来了人体机能的衰退,主要表现为心脏功能减退,心输出量减低,心率和血压不稳定,肺活量变小,吸氧量降低,消化功能减退等,这对病情反而不利。因此,慢性肾炎患者在缓解期应参加适量的运动。

(一)慢性肾脏病患者基本运动处方

那么怎样的运动处方适合这类患者呢? 一般来说,可以参考以下原则来制订。

1. **运动项目** 以有氧运动和适量的肌力锻炼为主。

(1)有氧运动包括:走路、健身慢跑、太极拳、各种健身操以及中等强度的羽毛球或乒乓球等。这些运动的特点都是大肌群、多关节、周期性地活动,有利于增强体质。

(2)肌力锻炼的运动包括:持轻物(1~2.5kg)做健身操,每次做 1~2 套,每天做 2~3 次。也可做拉力器练习,根据自己体力,由少到多,逐渐增加根数和次数。

2. **运动量** 慢性肾脏病患者的运动强度应中等偏小,即运动时的心率最高达到每分钟 110 次为度,运动时间应控制在 20~60 分钟。

3. **运动安排** 每天练习一次,每次运动包括准备活动、训练活动和整理活动。

（1）准备活动：5~10分钟，可做广播操或能活动开身体的几节健身操等。

（2）训练活动：可以有两种方式。一种是持续训练法，如以健身慢跑为例，当活动后心率达到每分钟105~110次时，持续进行10~15分钟即可。另一种是间歇训练法，可选2~3个项目为一组，例如既练慢跑，又练拉力器或太极拳，每一项练3~5分钟后，休息2~3分钟，然后进行第二项或休息后再进行第三项，总的时间不宜超过20分钟。

（3）整理活动：约5分钟，可散步，自我按摩或做放松体操。

（4）太极拳及八段锦一般应作为训练活动内容的部分。

4. 运动的注意事项

（1）不宜在饱食后进行，至少在饭后1小时。

（2）一般在室外进行，如遇气温骤变或大雾、大风、大雪等，则应改在室内进行。

（3）天气过分炎热时应停止锻炼，以免因出汗过多而脱水，使肾功能恶化。

（4）每次运动后不应有疲劳感，也不应影响食欲和睡眠。

（5）定期到医院检查血压、血氮质及血脂，如未升高，则表明运动量合适，否则应减量。

（二）运动处方实施的要点

1. 运动处方的目的

一般来说，慢性肾脏病1-2期的患者，临床上无明显症状或症状较轻，所以该时期应进行适当的康复运动。一方面可调节情绪,改善心情,增强治病的信心,另一方面可增强体质,提高抗病能力。慢性肾脏病 3-5 期的患者,往往有一定的临床症状,通过运动,可以改善患者的一般状态,缓解临床症状,增强体力和免疫力,延缓疾病发展速度,提高长期存活率和生存质量。

2. 运动处方的原则

(1) 坚持循序渐进,做到安全第一:患者进行康复运动时,必须放慢进度,在医务人员的指导下从小运动量开始、从简单的动作开始、从局部肢体活动开始,使机体在康复运动的过程中逐步适应、逐步提高,切不可操之过急,避免出现运动性损伤。同时,为安全起见,运动时要随时密切观察机体的反应,如出现任何不良反应,应调整计划或暂停锻炼,以免病情加重或出现反复。

(2) 加强医务监督,做到因人制宜:每次运动以不出现乏力、厌食、恶心、呕吐、倦怠、腰酸等不适为宜,否则应暂时减少或停止活动;如尿液检查或肾功能检查出现异常变化,也应减少或停止活动,以保证运动对疾病积极的作用。每个患者都应该在临床检查、运动实验和体力测定的基础上,分别确定适合自己的运动形式、运动方法、运动量大小及动作难易程度等,使大多数患者能从他们喜爱的运动中获得乐趣,增强治病的信心。

(3) 控制运动强度,做到适时适量:据临床观察发现,疲劳及劳累常是诱发或加剧临床症状的重要因素。运动初始阶段,可采取患者能够接受、又不感疲劳和其他不适、简便易行的低强度活动为主;适应一段时间后,则可逐渐适当增加强度,延长活动时间。根据患者身体的反应情况,随时适当调整,同时鼓励患者不间断地进行一些日常基本生活活动练习。

(三) 评定及监控运动强度

慢性肾脏病患者进行运动时,一定要注意适量的问题,才能获得有效的作用。因此,自我评定及监控运动强度非常重要,一般应通过感觉判断、主观运动感觉、心率监测 3 种方法相结合来评估。

1. 感觉判断

主要依据是运动后身体的反应情况,如运动后微有出汗,但轻松愉快,无不适感觉,次日体力恢复,有继续运动的欲望,说明运动强度适宜;反之,运动强度过大或不足。

2. 主观运动感觉

利用运动中的自我感觉来判断运动强度,分为非常轻松、很轻松、轻松、稍费力、费力、很费力、非常费力几个程度。一般来说,对于慢性肾脏病患者,主观运动感觉以轻松或稍费力为宜,在此区间以外的感觉特征均不适宜。

3. 心率评定方法

一般采用净增心率计算法,即以"运动后心率–安静时心率≤20 次/min"来控制运动强度,若运动后心率超过安静时心率 20 次/min 以上,表明运动强度过大,应适当减少。

(四) 运动项目选择

1. 有氧运动

慢性肾脏病患者的运动以低强度有氧运动项目为主,配合放松性练习。可选择步行、太极拳、八段锦、保健操、散步、慢跑等全身活动项目，为了使锻炼方式及内容与病情相适应，并能够为患者所接受，保证锻炼效果，患者须根据自己各方面的具体情况进行选择。

（1）步行：近年来，步行已成为最普及的有氧锻炼项目之一，特别适合慢性肾脏病患者及一些不适合其他健身项目的年老体弱者的康复健身。户外轻松快步行走可在每天方便时进行，选择一环境优美的户外平地，呼吸新鲜空气，心情愉快，全身轻松，精神和躯体都能够得到充分放松。以主观感觉轻松或仅有轻度疲劳为适宜，也可以计算净增心率作为控制强度的指标。经一段时间后，患者自我感觉良好，体力明显提高。

（2）慢跑：慢跑无论何时开始，都有效果。起初可以少跑一些，或隔一天跑一次，经过一段时间的锻炼后，再逐渐增加至每天跑 3 000~4 000 米。慢跑时，动作要自然放松，呼吸应深长而有节奏，不要憋气。速度不宜太快，保持均匀，以主观上不觉得难受、不喘粗气、不面红耳赤，能边跑边说话的轻松气氛为宜。客观上慢跑时每分钟心率不超过 170 减去年龄数为度。

（3）有氧操：有氧操就是具有"有氧运动"特点的健身操，即在音乐的伴奏下、能够锻炼全身的健身运动。每周一般 3 次左右，每次锻炼要求保持在 12 分钟以上，并且是连续不断的健身操运动，锻炼者的心率保持在自己最大心率的 60%~85%（最大的心率=220－年龄）。有氧健身操是有氧运动的一种，它的特点是活动时间长、强度适中、能有效控制体重、能有效提高练习者各种身体素质，对人体的心肺功能、耐力水平都有很大的促进作用。

（4）八段锦、太极拳：因具有调养身心、调节阴阳、疏通经络的特殊效果，为慢性肾脏病患者适宜进行的运动。

2. 肌力训练

通常有两种，一种是针对有肌力下降的患者，肌力训练的目的是恢复肌力。另一种是健身作用，目的是使本来正常的肌力，通过训练超过正常水平。慢性肾脏病患者进行肌力训练的目的只是锻炼身体，所以强度不宜大。

肌力训练是有针对性的，即某个动作是针对性训练某部分肌肉的。一般来说，慢性肾脏病患者主要锻炼的是上肢及下肢的肌肉。

（1）肱二头肌：可以进行哑铃屈伸运动。第一步：下方90°做7下。第二步：上方90°做7下。第三步：180°做7下。建议选择重量较轻的哑铃，以免运动过度。

（2）股四头肌：后蹲，屈膝，两手握住杠铃并担负在颈后肩上。向前走两步，两脚开立，略宽于肩，足趾稍向外撇，身体伸直。屈膝下蹲到大腿上面和地面平行或稍低，静止一秒钟，大腿和臀部用力使两脚蹬地，使身体回到直立。下蹲时呼气，起立时吸气。

（五）传统健身方法

1. 健肾拍打操疗法概述

中医认为，肾为先天之本，寓元阴元阳：先天之本是指人立身之本，"人始生，先成精"，而肾藏精，故肾为先天之本。元阴是指阴精，元阳是指元气，元阴元阳在人的生命活动中——从孕育成形到发育壮大过程中起着决定性作用。护肾既可强身健体、补脑益精,又可达到防老抗衰的作用。健肾拍打操通过先摩擦肾俞穴、腰眼穴,继而顺十二经脉循行方向拍打身体各部位、最后甩手拍打双肾俞穴、双腰眼穴、命门穴及关元穴能有效对肾脏起到保健作用,对延缓肾脏疾病有一定的预防效果。此操总共三节,通俗易学,简单易行。

2. 适宜人群

青年及中老年人;患有慢性肾脏疾病患者。

3. 养生功效

(1)畅情志:"流水不腐,户枢不蠹",中医阐释于气:形气亦然,形不动则精不流,精不流则气郁。通过拍打经络及穴位以达到疏畅气机,达到调畅情志之功效。

(2)利筋骨:健肾拍打操简单易行,动作幅度亦较大,全身诸如腕、肘、肩、颈、腰等多个关节及肌肉群参与运动,持之以恒则有利筋骨之功效。

(3)补肾固本:关元、肾俞等穴为人体重要养生保健要穴。其中关元穴具有培元固本、补益下焦之功;肾俞穴主治遗尿,遗精,阳痿,月经不调,白带,水肿,耳鸣,耳聋,腰痛,腰膝酸软等。多穴合用有补肾固本之功效。

(4)调理脏腑:夫十二经脉者,内属于脏腑,外络于肢节。手之三阴,从脏走手;手之三阳,从手走头;足之三阳,从头走足;足之三阴,从足走腹。通过拍打体表经络及穴位亦可达到调理脏腑之功效。

4. 动作要领

第一节:双掌摩腰法

(1)全身放松,呼吸匀称,精神恬静内守;自然站直双脚稍微分开，双手向前伸直与身体呈 90°，掌心相对相互摩擦至微微发热(5-10 秒)。

(2) 将全身精力集中于肾俞穴，两手掌趁热贴于背部的双侧肾俞穴，以肾俞穴为中心双掌上下来回摩擦约 10 到 20 次，使局部有温热感。

第二节：十二经脉循行部位拍打法

(1) 自然站立，双脚分开与肩同宽，左脚向左前方 45° 方向迈出半步；向前伸出左手，掌心朝上，右手掌呈空杯状以适当的力度自肩部沿手三阴经循行方向拍打左手内侧肢体至手指处；再将左手掌心朝下，右手继续自手背处沿手三阳经循行方向拍打左手外侧至肩部；然后收回左脚，双手自然下垂。按照上述动作要领左右两侧交替，用左手拍打右手臂，拍打结束后恢复自然站立状态。

(2) 予空掌置于腰骶部，腰部逐渐向前弯曲，双掌沿足三阳经循行方向自腰骶部拍打双下肢外侧至外踝关节处；双掌继续沿足三阴经循行方向自内踝关节处逐渐拍打至大腿的内侧(腹股沟部)，逐渐伸直腰部至自然站立状态。

第三节：甩手拍打法

(1) 自然站立，双脚分开与肩同宽，双臂下垂右手向前左手向后轻轻甩开，右手顺势拍打肚脐下的关元穴，左手拍打背部命门穴及右侧的肾俞穴腰眼穴。

(2) 双手交替，右手甩向后拍打肾命门穴及左侧的肾俞穴、腰眼穴，左手甩向前拍打关元穴，如此反复拍打 50 至 100 次。

5. 注意事项

(1) 肾穿活检术后三个月内禁止练习，练习中若出现不明

114 原因血尿时请及时咨询专科医生。

(2) 腹部手术围手术期患者不宜练习。

(3) 急性肾脏病患者不宜练习。

(4) 不明原因血尿不宜练习。

6. 练习强度

健肾拍打操动作较人,应循序渐进,逐步加大运动量。每天可做 2-3 次,每次 5-8 分钟,一般以操后感觉身体舒适,心情舒畅为宜。人体是一个有机的整体,健肾拍打操注重形神合一,主张行动神静,强调形劳而不倦,须持之以恒方能收效。

运动问答

1. 运动到底对肾病是好还是坏呢?

运动对肾病的好处主要表现在:改善肌肉功能,防止老年性肌肉衰弱导致的跌倒事件的发生;调节血压、血脂、血糖,减少疾病危险因素;减少炎症因子,减轻炎症反应,减少微量蛋白尿;调节身心健康,改善生活质量。

运动对肾病的坏处主要表现在:可能增加骨折发病率,特别对于服用激素等造成的骨质疏松患者;运动耗能过多,组织缺氧,使较多酸性物质进入血液;使交感神经兴奋,血压升高,肾血流量增加,肾小球滤过膜通透性增加;增加急性肾衰竭的危险。

因此,总体来说,规律的、适度的运动是有利的,剧烈的运动是有害的,关键是要把握好运动量。

2. 得了肾病,我能做什么运动?

慢性肾脏病患者体质普遍比较差,心血管功能可能不太好,而且可能存在缺钙等可能造成骨折的风险,因此,肾病患者一般提倡较低运动量的活动。我们一般推荐中医特色的运动,如太极拳、八段锦、健肾拍打操等,运动量适中,又能于运动中调节阴阳,疏通经络,对病情非常有利。

3. 为什么得了肾病后,我感觉运动时比别人更容易累了?

慢性肾脏病患者因肾脏出现问题,会带来一系列的不正常反应,比如,肾性贫血引起血液内红细胞携氧量减少,长期的毒素及代谢性酸中毒会引起肌肉细胞衰退,这些因素往往会引起运动耐力下降,因此比较容易感觉疲劳。

4. 得了肾病后参加运动,有什么禁忌吗?

慢性肾脏病患者的运动强度一定要比正常人低,具体可参考上述章节。另外,还要特别注意,一些情况下一定要减少甚至停止所有运动,如:肉眼血尿发作、蛋白尿增加、感冒、月经期间等。

5. 什么时候运动比较好?

一般在晚饭后1小时后开始运动比较好。如果喜欢早上锻炼,也一定要等到太阳出来,空气中二氧化碳含量减少之后。

6. 在家里经常做家务、洗碗、扫地、打扫卫生之类,做完就感觉挺累,这算是运动了吗?

这些家务活也会消耗比较大的能量,也能起到锻炼肌肉、锻炼身体的作用,可以算运动。但是这些家务活对身体一些肌肉的锻炼可能存在"盲点"。因此,还是提倡有可能的情况下,应另外增加运动时间。

7. 在什么环境中运动比较好?

在空气清新、环境优美的地方运动比较好。一般提倡在室外运动。

8. 我们平时腿脚不方便，走路都要人扶着，怎么才能做运动呢？

如果腿脚不方便，运动不了，可以尝试做上半身的运动，比如扭腰、手臂运动等，也一样能起到一定的运动效果。

9. 我刚做完肾穿活检术，能做什么运动呢？

一般来说，做完肾穿活检术后，一周内不提倡运动，一个月内只能低强度运动，3个月内要避免用到腰力的运动，如果3个月后恢复良好的话，就可以逐渐恢复正常的运动了。